JN312795

皮膚のクスリがわかる本

New Treatments to the Skin Trouble and Cosmetic Correction by the Supplements,
Chinese Herbal Maedicines, Medicines and Equipments

皮膚のクスリがわかる本
――美容皮膚・お肌トラブルのための最新療法学――

渡邉泰雄 編著

奥田知規・林 明男・堀 祐輔 著

地人書館

編著者　**渡邉泰雄**（わたなべ・やすお）
　　　　　日本薬科大学薬学部医療薬学科教授　医学博士
　　　　　中国医科大学客座教授

著　者　**奥田知規**（おくだ・ともき）
　　　　　おくだ皮膚科クリニック院長　医学博士
　　　　　日本薬科大学非常勤講師

　　　　林　明男（はやし・あきお）
　　　　　（株）TESホールディングス代表取締役社長

　　　　堀　祐輔（ほり・ゆうすけ）
　　　　　（株）TESホールディングス培養研究部部長　医学博士
　　　　　日本薬科大学非常勤講師
　　　　　帝京大学医学部非常勤講師

本書を読まれるにあたって

　2004年4月に刊行した『クスリのことがわかる本』を編集・執筆した際、「クスリ」とは「医薬品のみならず生体内で何らかの生物学的・生理学的反応を誘導するものを総称する」と記述した。さらに、これらが吸収され血液に移行し、生理学的反応を誘導するための代謝や反応を終えて、排泄までの過程をまとめてみたが、そのとき、外用薬の話が完璧ではないことに気づいた。

　たとえば、皮膚科で使用するクスリは、内服や外用のいずれもある。これらは、必ずしも単品ではなく各種のクスリを配合する。しかも、同じ疾患においても処方に関しては皮膚科医師によって異なることがある。意外といったら問題かもしれないが、皮膚科は他科と比較して、クスリの種類が多い診療部門に入る。しかしながら、われわれ薬理学を教育している立場の者が医薬品を考慮するとき、皮膚科のクスリ、ことに外用薬を網羅していないことも事実である。

　本書では、皮膚科専門医と皮膚科で主に調剤をしてきた薬剤師が、それぞれの立場で自らの経験を活かし、誤解されやすい皮膚科疾患の特徴をあげ、"本物"の診断とその診断に基づく適正な処方並びに調剤の適用法を掲げることにした。さらに、皮膚科疾患での"誤解"されやすい疾患に関して、専門家でも勘違いしやすい点を指摘して"真"の診断法を解説する。しかも、皮膚科領域で処方される典型的な医薬品に関して、その使用される理由や背景を、医師、薬剤師のみならず医療系の学生や一般の方でもわかるような解説を試みた。

　皮膚科疾患は、眼で直接確認をすることが可能なため、時として素人判断がなされやすい。そのため、困ったことに疾患を悪化させたりする場合

さえある。たとえば、外用剤の塗布に関しては、単純なことであるが、まちがった塗布の仕方によってさらに患部が広がることもある。しかも、このような単純なミスが重篤な疾患へと移行していくことは往々にある。

　本書を読まれることで、医師、薬剤師を始めとした医療従事者は、各皮膚疾患のまちがいのない診断法の一部を知りうることになり、しかも、処方されるべき医薬品が一般名と商品名で表示されており、それぞれの特徴や注意点などが明確になる。さらに、外用薬としての適用法でも適切な方法が学べるようになっている。

　本書では、皮膚のクスリについて、代表的な疾患とともに、内用薬のみならず外用薬を含めて現在広汎に使用されている医薬品の一般名と商品名、さらには、漢方薬も含めた医薬品以外の「クスリ」をもあげた。今後、気候変動によって、現時点で見られる皮膚疾患よりも、多くの各種皮膚疾患が見られるかもしれない。そのための対応も考慮した。さらに、近年の美容皮膚の発展（再生医療も含む）や、アンチエイジング（抗加齢）対策のさらなる普及によって皮膚への関心が深まることは充分に推察できる。このような時代を迎えるに当たって本書は現時点の最高の診断ならびに薬物療法に関して図表を基にして解説・紹介をしたものである。

　開業医、若手皮膚科医、薬剤師、看護師、エステティシャン、さらに今後、皮膚科医、美容皮膚科医、皮膚専門薬剤師、美容皮膚薬剤師などを志望している学生、または、皮膚疾患で悩んでいる一般の方々にもぜひ読んでいただきたいと考えている。

　最終章では、皮膚に関連する多くの質問点をあげ、それらへの解答をまとめた。それぞれの立場で質問を受けたときなどに参考にしていただければ、編集・著作にかかわった者の喜びでもある。最後に、本書の編集・データ集積にお手伝いいただいた日本薬科大学の川崎みどり先生に感謝の意を表します。

編集執筆者代表　渡邉泰雄

皮膚のクスリがわかる本　目次

第Ⅰ部　皮膚の疾患と治療法　15

第1章　アトピー性皮膚炎　17
  1.1　アトピーとは　17
  1.2　アトピー性皮膚炎とはどんな病気か　17
    1.2.1　アトピー性皮膚炎の概念　17
    1.2.2　アトピー性皮膚炎の定義　18
    1.2.3　アトピー性皮膚炎の診断基準　18
    1.2.4　アトピー性皮膚炎の好発年齢と好発部位　18
    1.2.5　アトピー性皮膚炎の発症機序　19
    1.2.6　アトピー性皮膚炎の治療ガイドライン　19
  1.3　アトピー性皮膚炎の治療　21
    1.3.1　原因、悪化因子の検索と対策　21
    1.3.2　スキンケア　23
    1.3.3　薬物療法　24
    1.3.5　外用療法　28
    1.3.6　内服療法　30
    1.3.7　抗ヒスタミン薬　31
    1.3.8　その他の抗アレルギー薬　31
    1.3.9　副腎皮質ホルモン薬（内服）　35
    1.3.10　漢方薬　35
    1.3.11　民間療法　35
  1.4　アトピー性皮膚炎の処方内容例　36

    1.4.1　丘疹、紅斑が主体の場合　36
    1.4.2　乾燥、紅斑が主体の場合　37
    1.4.3　びらん、紅斑が主体の場合　37
    1.4.4　痒疹、角化性病変が主体の場合　37
    1.4.5　かゆみの抑制が主体の場合　38
    1.4.6　眠気やだるさを少なくしたい場合　39
    1.4.7　顔面、眼囲の丘疹、紅斑が主体の場合　39
    1.4.8　漢方薬内服が主体の場合　40

第2章　ウイルス性疾患　41

  2.1　単純性疱疹　41
    2.1.1　単純性疱疹はどんな病気か　41
    2.1.2　単純性疱疹の臨床的分類　41
    2.1.3　単純性疱疹の原因　42
    2.1.4　単純性疱疹の治療法および処方内容例　42
  2.2　帯状疱疹　43
    2.2.1　帯状疱疹はどんな病気か　43
    2.2.2　帯状疱疹の原因　44
    2.2.3　帯状疱疹で注意すべき合併症　44
    2.2.4　帯状疱疹の治療法および処方内容例　45
  2.3　水痘　47
    2.3.1　水痘はどんな病気か　47
    2.3.2　水痘の合併症および注意点　47
    2.3.3　水痘の治療法　48

第3章　乾癬　50

  3.1　乾癬の病名の由来　50
  3.2　乾癬はどんな病気か　50

3.3　乾癬の種類　50

3.4　乾癬の原因と患者数　51

3.5　乾癬の治療法　52

　3.5.1　外用療法（塗り薬）　52

　3.5.2　内服療法（飲み薬）　52

　3.5.3　光線療法　53

　3.5.4　その他　53

　3.5.5　新しい乾癬治療と今後の展望　54

3.6　乾癬の処方内容例　54

　3.6.1　外用例　54

　3.6.2　内服例（体重50kgの患者）　54

第4章　細菌感染症　56

4.1　細菌感染症とは　56

4.2　痤瘡　57

　4.2.1　痤瘡（ニキビ）の病名の由来　57

　4.2.2　痤瘡はどんな病気か　58

　4.2.3　痤瘡の原因　58

　4.2.4　痤瘡の種類　58

　4.2.5　痤瘡の治療法　59

　4.2.6　痤瘡の処方内容例　60

4.3　伝染性膿痂疹　61

　4.3.1　伝染性膿痂疹（とびひ）の病名の由来　61

　4.3.2　伝染性膿痂疹とはどんな病気か　62

　4.3.3　伝染性膿痂疹の種類および症状　62

　4.3.4　伝染性膿痂疹の治療と処方内容例　62

目次

第 5 章　真菌感染症　64

- 5.1　真菌症とはどんな病気か？　64
- 5.2　足白癬はどんな病気か　64
  - 5.2.1　足白癬の原因菌　64
  - 5.2.2　足白癬の罹患率　65
  - 5.2.3　足白癬の感染経路　65
  - 5.2.4　足白癬の症状と病型　65
  - 5.2.5　足白癬の真菌検査法　65
  - 5.2.6　足白癬の治療法と処方内容例　67
- 5.3　爪白癬はどんな病気か？　69
  - 5.3.1　爪白癬の原因菌と罹患数　69
  - 5.3.2　爪白癬の感染経路　69
  - 5.3.3　爪白癬の真菌検査法　69
  - 5.3.4　爪白癬の症状と病型　70
  - 5.3.5　爪白癬の治療法と処方内容例　70

第 6 章　蕁麻疹　73

- 6.1　蕁麻疹の病名の由来　73
- 6.2　蕁麻疹とはどんな病気か　73
- 6.3　蕁麻疹の原因　75
- 6.4　蕁麻疹の種類　75
- 6.5　蕁麻疹の治療法　77
- 6.6　蕁麻疹の処方内容例　77
  - 6.6.1　かゆみの強い場合　77
  - 6.6.2　通常の抗アレルギー薬では蕁麻疹のかゆみがとれない場合　77
  - 6.6.3　かゆみは強いが眠気を回避させたい場合　78
  - 6.6.4　かゆみはそれほどではないが慢性に経過している蕁麻疹の場合　78

6.6.5　蕁麻疹の原因に精神的影響が強く考えられる場合　78

第 7 章　脱毛症　79

7.1　円形脱毛症（AA）　79
　7.1.1　円形脱毛症はどんな病気か　79
　7.1.2　円形脱毛症の病因と発症年齢　79
　7.1.3　円形脱毛症の病型　79
　7.1.4　円形脱毛症の鑑別疾患　80
　7.1.5　円形脱毛症の治療法および処方内容例　80

7.2　男性型脱毛症（AGA）　81
　7.2.1　男性型脱毛症はどんな病気か　81
　7.2.2　男性型脱毛症の病因と病型　81
　7.2.3　男性型脱毛症の治療法および処方内容例　82

第 8 章　褥瘡　84

8.1　褥瘡（とこずれ）の病名の由来　84
8.2　褥瘡はどんな病気か　84
8.3　褥瘡の原因　84
8.4　褥瘡の好発部位　85
8.5　褥瘡の分類　86
8.6　褥瘡の治療と処方内容例　87
　8.6.1　黒色期　88
　8.6.2　黄色期　89
　8.6.3　赤色期　90
　8.6.4　白色期　90
8.7　今後の褥瘡対策　91

目次

第Ⅱ部　皮膚科の薬　93

第9章　内服薬　95

第10章　外用薬　116

第11章　漢方薬　140

第Ⅲ部　美容皮膚科　157

第12章　美容皮膚科の現状と診療範囲　159
12.1　美容皮膚科の概略　159
　12.1.1　美容皮膚科の定義　159
　12.1.2　美容皮膚科の現状と問題点　159
12.2　美容皮膚科の選択　161
12.3　化粧品　162
12.4　美容皮膚科の治療範囲　163
　12.4.1　皮膚　164
　12.4.2　ターンオーバー　164
12.5　美容皮膚科の治療方針　165

第13章　美容皮膚科の症状別治療法　167
13.1　シワ　167
　13.1.1　フォトフェイシャルやレーザー治療　167
　13.1.2　ヒアルロン酸注入　168
　13.1.3　コラーゲン　170
　13.1.4　ボトックス注射　173
　13.1.5　メソセラピー（脂肪溶解注射）　179

13.2　シミ　179
　　13.2.1　外用剤　181
　　13.2.2　レーザー、光治療　183
　　13.2.3　高周波放電管機器　186
　　13.2.4　内服薬　187
　　13.2.5　イオン導入　187
　　13.2.6　ピーリング　189
　13.3　ニキビ　192

第14章　最新の美容皮膚治療　195
　14.1　アンチエイジングの方法　195
　14.2　再生医療　196
　　14.2.1　血小板による肌の再生医療　197
　　14.2.2　線維芽細胞補充療法による肌の再生医療　201

第Ⅳ部　安心して医療を受けるために　207

第15章　現代医療を受ける心構え　209
　15.1　自分の体と病気に責任を持ち、医師まかせにしない　210
　15.2　一人で悩まずに、相談すること　211
　15.3　治療方法を決めるのはあなたである　211
　15.4　伝えたいことはメモして準備　212
　15.5　きちんと説明を聞き、わからないことは質問する　212
　15.6　医師との信頼関係を作り上げる努力をする　213
　15.7　病院や医師を選択する目を養う　213
　15.8　かかりつけ医・かかりつけ薬局を持つ　214
　15.9　緊急時の対応を身につける　214
　15.10　医療制度の仕組みを知る　215

目次

第16章　皮膚科の医療とクスリに関するQ&A　217
　16.1　医療一般について　217
　16.2　クスリについて　222
　16.3　治療について　228

索引　237

第Ⅰ部　皮膚の疾患と治療法

第1章　アトピー性皮膚炎

1.1　アトピーとは

「アトピー」という言葉が使われるようになったのは1920年代になってからであり、家族内あるいは家系内に出現する"奇妙な"という意味のギリシャ語が語源である。アレルギー性の喘息、枯草熱（アレルギー性鼻炎に相当）がアトピーの代表的な病気としてあげられる。アトピーアレルギーでは、免疫グロブリンE（IgE）抗体が病気の発症に関与している。

1.2　アトピー性皮膚炎とはどんな病気か

アトピー性皮膚炎（Atopic Dermatitis：AD、以下ADと略す）は、古くはローマ皇帝アウグストゥスにも同様の症状があったという記載が残されているが、1933年にアメリカのサルツバーガーという皮膚科医が、それまでさまざまな病名で呼ばれていた湿疹を一つにまとめて名づけた病名である（西山茂夫監修『皮膚科の病名由来ア・ラ・カルト』協和企画通信（1994年）より）。

1.2.1　アトピー性皮膚炎の概念

ADとはⅠ型アレルギー（一般で使うアレルギー反応。抗体の一つであるIgEが主となって反応する生体防御反応で、最終的にはヒスタミンによる搔痒、鼻閉、鼻水、発疹などが主症状となる）のうち遺伝的素因の強い湿疹で、かゆみを伴う皮膚炎である。しかし、遅延型反応も起こることからT細胞活性化によるⅣ型アレルギー（ツベルクリン反応のように抗原に感作されたT細胞による異常反応。難治性疾患が多い）の関与も重要であるとされている。乳幼児に多く、思春期に多くは軽快する。

1.2.2 アトピー性皮膚炎の定義

増悪、寛解を繰り返す、掻痒のある湿疹を主病変とする疾患であり、患者の多くはアトピー素因をもつ。アトピー素因としては、① 家族歴、既往歴に気管支喘息、アレルギー性鼻炎、ADのいずれか、あるいは複数の疾患を有することや、② IgE抗体を産生しやすい要因などがあげられる。

1.2.3 アトピー性皮膚炎の診断基準

1977年に、ADの最初の診断基準がHanifinとRajkaによって提案されている。しかし、この診断基準はやや複雑すぎる傾向があり、日常の診療で一人一人の患者の症状をこの基準に照らし合わせる必要があるのかという疑問が生じてきた。また、この診断基準の中の、臨床症状としてあげられている皮膚症状はAD患者に出現する頻度は高いが、AD以外の皮膚病でもしばしば認めることができ、AD独特の症状ではないという欠点が生じてきた。

そこで日本皮膚科学会が、ADに特徴的な皮膚症状と強いかゆみ、これに加えて慢性に経過するという三つの症状を中心とした診断基準を作成している。その診断基準を表1.1に示す。

1.2.4 アトピー性皮膚炎の好発年齢と好発部位

乳児期から幼小児期にかけて発症する例が大多数で、2歳までに発症す

表1.1 アトピー性皮膚炎（AD）の診断基準

---
1. 掻痒
2. 特徴的皮疹と分布
　(1) 皮疹は湿疹病変
　(2) 左右対側性、年齢による分布が変化
　(3) 好発部位：前額、眼囲、口囲、耳介周囲、頸部、四肢関節部、体幹
3. 慢性・反復性経過（しばしば新旧の皮疹が混在する）
　乳児では2ヵ月以上、その他では6ヵ月以上の経過を慢性とする。

上記1、2および3の項目を満たすものを症状の軽重を問わずADとする。
そのほかは急性あるいは慢性の湿疹として経過を参考とする。

日本皮膚科学会による診断基準を一部改変

る例が80％以上を占めるといわれている。しかし最近は、大人での発症も増えている。

図1.1に年齢別の好発部位を示す。下腿、膝、肘窩など関節屈曲部位に多く発症する。

1.2.5 アトピー性皮膚炎の発症機序

アレルギー性素因と非アレルギー性素因が関与していると考えられている（図1.2）。アレルギー素因としては、食物アレルギー、ハウスダスト、ダニなどによるⅠ型、即時型アレルギーが主体であるが、Ⅰ型アレルギーだけでは説明できずⅣ型アレルギーの機序も関係すると考えられている。非アレルギー素因としては乾燥、発汗、掻破があり、これらの皮膚バリア機能の破壊による皮膚過敏症などをおこす。ADはこのような複雑な機序が絡み合って、かつAD素因を有するものに多く発症するものと考えられている。

1.2.6 アトピー性皮膚炎の治療ガイドライン

ADの治療は、基本的にはAD治療ガイドラインに沿って行なわれる。ま

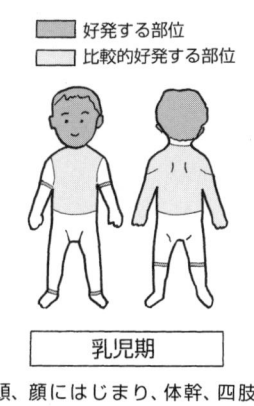

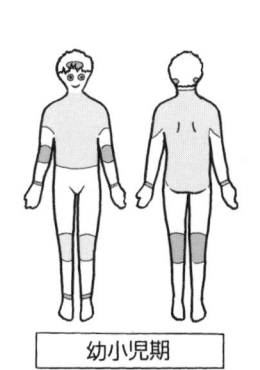

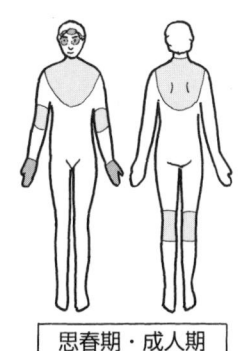

■ 好発する部位
□ 比較的好発する部位

乳児期	幼小児期	思春期・成人期
頭、顔にはじまり、体幹、四肢など全身へ広がる。湿潤傾向が強い。	頚部、四肢屈曲部の病変。乾燥性で苔癬化する。	上半身（顔、頸、胸、背）に皮疹が強い傾向、重症例では、顔に湿潤性の病変が多い。

図1.1 アトピー性皮膚炎の好発部位

第1章　アトピー性皮膚炎

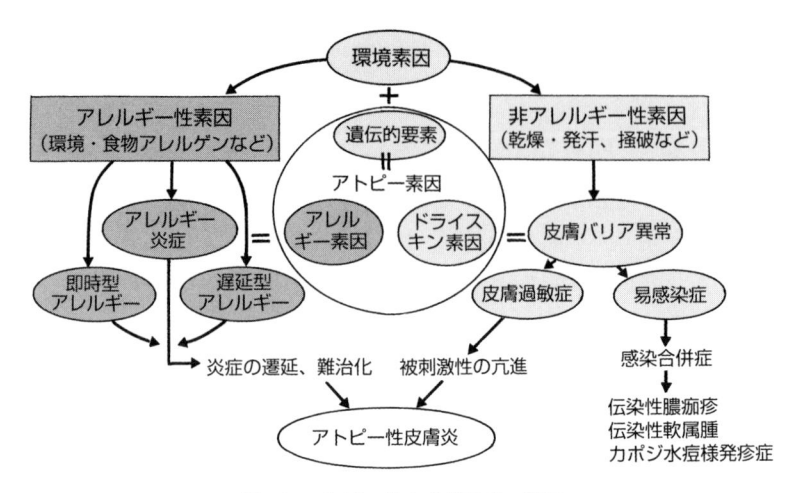

図1.2 アトピー性皮膚炎発症の機序

ず、そのガイドラインの経緯について述べる。

　平成11年（1999年）、厚生労働科学研究班より『AD治療ガイドライン1999』が発表された。このガイドラインは「ADの診療に関わる臨床医を広く対象として作成されたもの」であった。このため「1ヶ月程度治療しても改善が見られない場合は、専門の医師または施設への紹介を考慮する」と記載されている。

　これに対して日本皮膚科学会においても、専門医を含めた治療ガイドラインが2000年に作成された。このガイドラインは皮膚科診療技能について十分に修得し、ADの病態を理解し、かつその治療においても十分な経験を有する皮膚科医にとっては、その治療原則の再確認を行なう上でも重要なものである。

　この2000年のガイドラインの作成にともない、日本皮膚科学会ではAD治療問題委員会による患者相談システムを設立して、ADの標準治療の普及と患者サービスにつとめている。厚生労働科学研究班によるガイドライン1999は、その後2001年、2002年および2005年に改訂版が発表されている。

これに対して、日本皮膚科学会のガイドラインも「タクロリムス軟膏」（商品名プロトピック軟膏）が広く臨床で使用されている現状を受けて2003年に改訂され、続いて2003年12月に「タクロリムス軟膏0.03％小児用」が発売されたことにより、2004年に改訂されている。

　以上のように、厚生労働省科学研究班編と日本皮膚科学会編のAD治療ガイドラインは、大筋では合致しているが、日本皮膚科学会編ではステロイド外用剤の基本的な使用方法や精神科を含めたチーム医療による心身医学的側面についても記載されている。また、日本皮膚科学会編では、その他の治療法として「特殊な治療法については、一部の施設でその有効性が強調されているのみであり、科学的に有効性が証明されていないものが多く、基本的治療法を示す本ガイドラインには取り上げない。さらには、むしろ、その健康被害の面に留意するべきである」とアトピービジネス（後述）を懸念した記載がある。

1.3　アトピー性皮膚炎の治療

　ADの治療は具体的には前述したAD治療ガイドラインを基本に行なわれる。

　① 原因、悪化因子の検索と対策
　② スキンケア
　③ 薬物治療

の三つが基本原則で、個々の患者において適切に組み合わせて行なう。各患者に関わる原因、悪化因子は多岐にわたるため、各患者それぞれの因子を把握し、除去するなどの対策をとることが必要である（図1.3）。

1.3.1　原因、悪化因子の検索と対策

　原因、悪化因子の検索と対策を図1.4に示す。

　2歳未満の患者では食物などが悪化原因の上位を占めるが、13歳以上の患者では環境因子が悪化原因の主な原因となっている。環境因子とは、アレルギー反応が関係しているものと関係していないものに分けられる（図

第1章　アトピー性皮膚炎

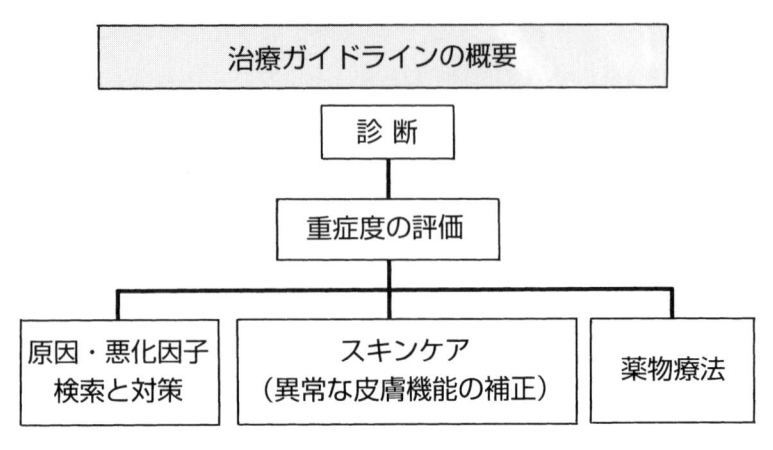

図1.3 アトピー性皮膚炎治療ガイドライン2005（概要）

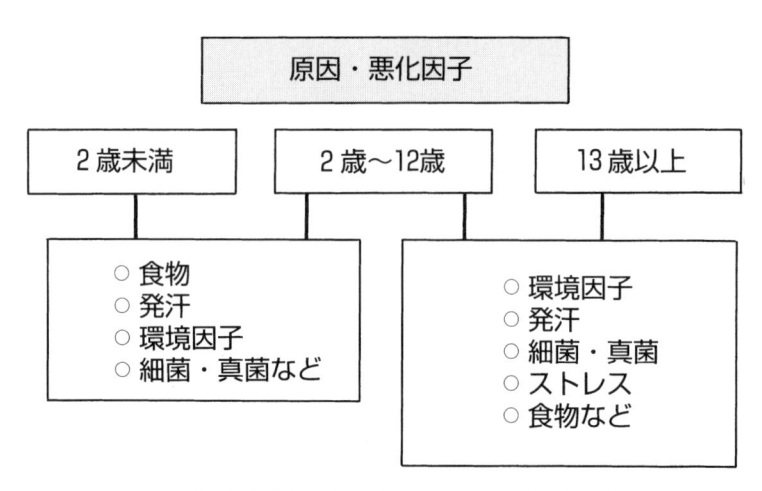

図1.4 アトピー性皮膚炎治療ガイドライン2005（原因・悪化因子）

1.2)。アレルギー反応が関係しているものには、ダニ、ハウスダスト、食物、細菌、カビなど特定の抗原に対するアレルギー、かぶれなどがある。

1.3 アトピー性皮膚炎の治療

```
┌─────────────────────────────────┐
│   スキンケア（異常な皮膚機能の補正）   │
└─────────────────────────────────┘

┌───────────────────────────────────────┐
│  1．皮膚の清潔                         │
│     毎日の入浴、シャワー               │
│  2．皮膚の保湿・保護                   │
│     保湿・保護を目的とする外用薬       │
│     ＊ワセリン、亜鉛華軟膏、親水軟膏、尿素含有製剤、│
│      ヘパリン類似物質製剤              │
│  3．その他                             │
└───────────────────────────────────────┘
```

図1.5 アトピー性皮膚炎治療ガイドライン2005（スキンケア）

また、アレルギー反応が関係していないものとしては、汗の刺激、強い乾燥、シャンプーや石鹸などの化学的な刺激、引っ掻くなどの物理的な刺激、精神的ストレスなどがある。これらはいずれもADを引き起こしたり、悪化させたりする原因となるため、悪化因子と呼ばれている。

1.3.2 スキンケア

次に、スキンケアについての対策を図1.5に示す。

AD患者は皮膚のバリア機能が弱い。バリア機能とは、皮膚の一番外側にある角層が皮膚を保護したり、水分を保ったりする働きのことである。AD患者は、角質細胞の中の天然保湿因子や角質細胞と角質細胞の間にあるセラミド（保湿機能をもつ脂質）の量が正常な人に比べて少なく、バリア機能がもともと弱いことがわかっている。そのため、皮膚が汗などの刺激を受けやすく、また、細菌などの異物が侵入しやすい状態になっている。そのため毎日の入浴、シャワーの励行、皮膚の保護のため保湿剤などの外用が必要である。

湿疹反応を引き起こす準備状態にある乾燥した皮膚に対するスキンケア用外用薬として、種々のものが開発されている。古典的外用薬であるワセ

リン、亜鉛華軟膏、親水軟膏などのほかに、尿素やヘパリン類似物質などの保湿効果を利用した外用薬、さらに、化粧品なども皮膚を保護する目的で使用されている。それぞれの患者の皮膚にあったスキンケア用外用薬を選ぶだけでも、治療効果が大きく改善することが指摘されている。スキンケア用の外用薬を表1.2に示す。

1.3.3 薬物療法

ADの薬物治療には、軟膏療法といわれるステロイド外用薬、古典的外用薬（軟膏基剤など）、タクロリムス外用薬の局所投与、抗アレルギー薬（抗ヒスタミン薬を含む）、ときにステロイドの全身投与が行なわれる。また症例によっては、漢方薬の投与も行なわれている。表1.3に薬物療法の

表1.2 保湿を目的とした主な外用剤

古典的外用薬……ワセリン、精製ワセリン、亜鉛華軟膏、親水軟膏、吸水軟膏、オリーブ油
ヘパリン類似物質含有外用薬……ヒルドイド、ヒルドイドソフト
尿素含有外用薬……ケラチナミン、ウレパール、パスタロン
ビタミン含有外用薬……ユベラ、ザーネ
アズレン含有外用剤……アズノール

表1.3 薬物療法の基本

1. ステロイド外用薬の強度、剤型は重症度に加え、個々の皮疹の部位と性状および年齢に応じて選択する。
2. ステロイド外用に際して、次の点に留意する。
    ① 顔面にはステロイド外用薬はなるべく使用しない。用いる場合、可能な限り弱いものを短期間にとどめる。
    ② ステロイド外用薬による毛細血管拡張や皮膚萎縮などの副作用は使用期間が長くなるにつれて起こりやすい。
    ③ 強度と使用量をモニターする習慣をつける。
    ④ 長期使用後に突然中止すると皮膚が急に増悪することがあるので、中止あるいは変更は医師の指示に従うよう指導する。
    ⑤ 急性増悪した場合は、ステロイド外用薬を必要かつ十分に短期間使用する。
3. 症状の程度に応じて、適宜ステロイドを含まない外用薬を使用する。
4. 必要に応じて抗ヒスタミン薬、抗アレルギー薬を使用する。
5. 1～2週間をめどに重症度の評価を行ない、治療薬の変更を検討する。

『アトピー性皮膚炎治療ガイドライン2005』

1.3　アトピー性皮膚炎の治療

基本を示す。

表1.3からもわかるように、ADの薬物療法ではステロイド外用薬が大きな役割を担っている。この「ステロイド」というクスリは、治療においては正確に記述すると「ステロイド性抗炎症薬」のことである。すなわち、炎症性の病気を治療するための医療用医薬品で、処方箋がないと購入できないものであるが、外用薬においては、一般用医薬品として処方箋がなくても購入可能である。

「ステロイド」とは、ペルヒドロシクロペンタノフェナントレン核を基本構造とする化合物の総称で、体内では、性ホルモンや副腎皮質ホルモンなどが「ステロイドホルモン」である。その中でも、副腎皮質ホルモンの糖質ステロイドホルモンは、糖質代謝のみならず生体防御作用を有している。その作用は、細胞の核にあるスーパーファミリー受容体に結合し発現する。この生体内の作用をさらに強力にしたものが合成ステロイドで、前述した医薬品として使用される。

このように、ステロイド性医薬品は、生体内のホルモンを強力にしたものであることから治療効果はたいへん高いが、時として、ホルモンが本来持つ作用ではあるが医療目的とは異なった「副作用」が発現したり、あるいは、高用量での有害作用が発現したりする。まさに「両刃の剣」である。そのため、本書でも記述されているが、専門の医師や薬剤師の指示に従って使用すべきものである。

ADの薬物療法で大事なのは、治療効果を判定するために皮疹の重症度をどう評価するかということである。厚生労働科学研究班と日本皮膚科学会の両ガイドラインの最大の相違は、重症度判定法である。厚生労働科学研究班では表1.4に示すように、炎症の程度と皮疹の面積から評価されている。

これに対し、日本皮膚科学会では重症度判定は表1.5に示すように「個々の皮疹の重症度」が最も重要であり、「個々の皮疹の重症度」の判定には高い専門性が要求されることを強調している。図1.6にADの薬物療法

第1章 アトピー性皮膚炎

表1.4 ADの重症度のめやす

軽 症	面積にかかわらず軽度の皮疹*のみ見られる
中等症	強い炎症を伴う皮疹**が体表面積の10%未満に見られる
重 症	強い炎症を伴う皮疹**が体表面積の10%以上、30%未満に見られる
最重症	強い炎症を伴う皮疹**が体表面積の30%以上に見られる

厚生労働科学研究会編2002

* 軽度の皮疹：軽度の紅斑、乾燥、落屑主体の病変
** 強い炎症を伴う皮疹：紅斑、丘疹、びらん、湿潤、苔癬化などを伴う病変

表1.5 ADの皮疹の重症度と外用剤の選択

	皮疹の重症度	外用剤の選択
重 症	高度の腫脹／浮腫／浸潤ないし苔癬化を伴う紅斑、丘疹の多発、高度の鱗屑、痂皮の付着、小水疱びらん、多数の掻破痕、痒疹結節などを主体とする	必要かつ十分な効果のあるベリーストロングないしストロングクラスのステロイド外用薬を第一選択とする。痒疹結節でベリーストロングクラスでも十分な効果が得られない場合は、その部位に限定してストロンゲストクラスの使用もある
中等症	中等症までの紅斑、鱗屑、少数の丘疹、掻破痕などを主体とする	ストロングないしミディアムクラスのステロイド外用剤を第一選択とする
軽 症	乾燥および軽度の紅斑、鱗屑などを主体とする	ミディアム以下のステロイド外用剤を第一選択とする
軽 微	炎症症状に乏しい乾燥症状主体	ステロイドを含まない外用剤を選択する

日本皮膚科学会編2004改訂版

の基本的な概略図を示す。また、皮膚症状の程度により外用薬、内服薬が選択されるが、図1.7にAD治療ガイドラインの薬物療法の基本例を示す。

なお、ADは乳幼児期から成人期にいたる幅広い年齢分布を示すので、それぞれの年齢層の皮膚に適した外用薬を選択する必要がある。現在、主にADに使用さているステロイド外用剤を強さにより分類されたものを表1.6に示す。また、皮疹の部位別および年齢別によりステロイド外用薬の

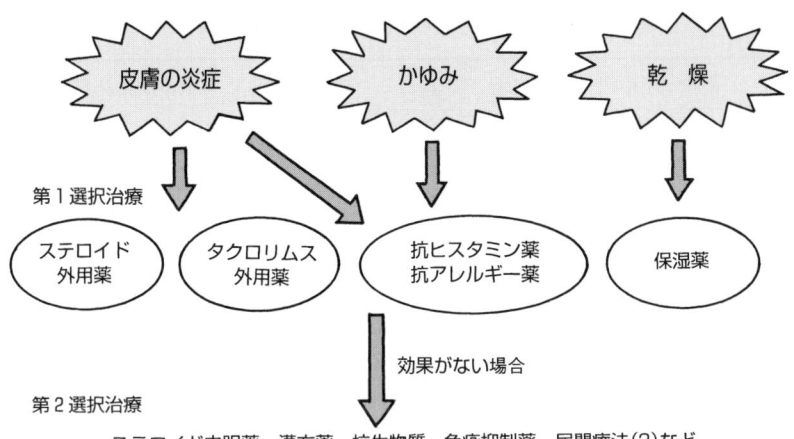

1.3 アトピー性皮膚炎の治療

```
   皮膚の炎症              かゆみ              乾　燥
       ↓   ↘                ↓                   ↓
第1選択治療
  ┌─────┐  ┌─────┐  ┌──────────┐  ┌─────┐
  │ステロイド│  │タクロリムス│  │抗ヒスタミン薬│  │ 保湿薬 │
  │ 外用薬  │  │ 外用薬  │  │抗アレルギー薬│  │      │
  └─────┘  └─────┘  └──────────┘  └─────┘
                           ↓
                       効果がない場合
                           ↓
第2選択治療
    ステロイド内服薬、漢方薬、抗生物質、免疫抑制薬、民間療法(?)など
```

図1.6 アトピー性皮膚炎の薬物治療（概略図）

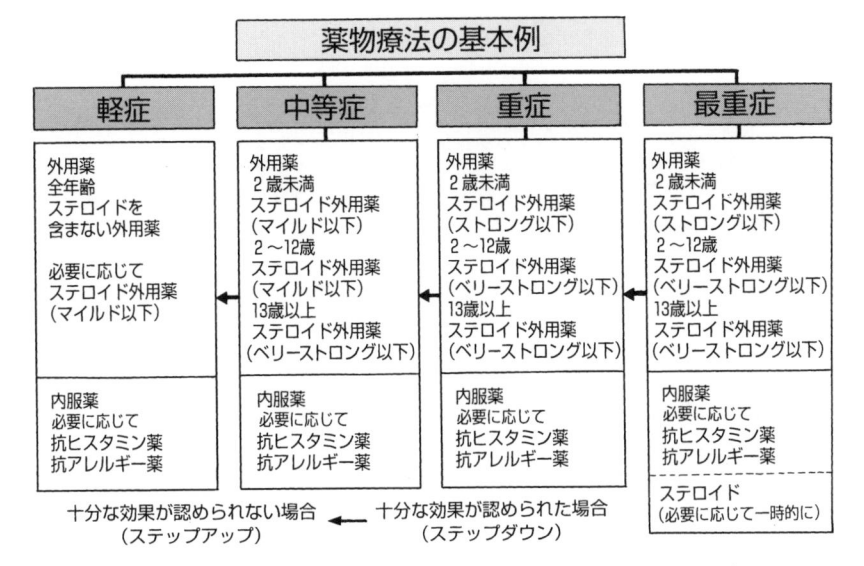

薬物療法の基本例			
軽症	中等症	重症	最重症
外用薬 全年齢 ステロイドを 含まない外用薬 必要に応じて ステロイド外用薬 （マイルド以下）	外用薬 2歳未満 ステロイド外用薬 （マイルド以下） 2〜12歳 ステロイド外用薬 （マイルド以下） 13歳以上 ステロイド外用薬 （ベリーストロング以下）	外用薬 2歳未満 ステロイド外用薬 （ストロング以下） 2〜12歳 ステロイド外用薬 （ベリーストロング以下） 13歳以上 ステロイド外用薬 （ベリーストロング以下）	外用薬 2歳未満 ステロイド外用薬 （ストロング以下） 2〜12歳 ステロイド外用薬 （ベリーストロング以下） 13歳以上 ステロイド外用薬 （ベリーストロング以下）
内服薬 必要に応じて 抗ヒスタミン薬 抗アレルギー薬	内服薬 必要に応じて 抗ヒスタミン薬 抗アレルギー薬	内服薬 必要に応じて 抗ヒスタミン薬 抗アレルギー薬	内服薬 必要に応じて 抗ヒスタミン薬 抗アレルギー薬 ステロイド （必要に応じて一時的に）

十分な効果が認められない場合　←　十分な効果が認められた場合
　　　　（ステップアップ）　　　　　　　（ステップダウン）

図1.7 アトピー性皮膚炎治療ガイドライン2005（薬物治療の基本例）

表1.6 ステロイド外用剤の強さによる分類

薬効	一般名	代表的な商品名
Ⅰ群 Strongest	プロピオン酸クロベタゾール 酢酸ジフロラゾン	デルモベート ジフラール、ダイアコート
Ⅱ群 Very Strong	フランカルボン酸モメタゾン 酪酸プロピオン酸ベタメタゾン フルオシノニド ジプロピオン酸ベタメタゾン ジフルプレドナート アムシノニド 吉草酸ジフルコルトロン 酪酸プロピオン酸ヒドロコルチゾン	フルメタ アンテベート トプシム リンデロンDP マイザー ビスダーム ネリゾナ パンデル
Ⅲ群 Strong	プロピオン酸デプロドン プロピオン酸デキサメタゾン 吉草酸デキサメタゾン ハルシノニド 吉草酸ベタメタゾン プロピオン酸ベクロメタゾン フルオシノロンアセトニド	エクラー メサデルム ボアラ、ザルックス アドコルチン リンデロンV、ベトネベート プロパデルム フルコート
Ⅳ群 Medium	吉草酸酢酸プレドニゾロン トリアムシノロンアセトニド プロピオン酸アルクロメタゾン 酪酸クロベタゾン ヒドロコルチゾン酪酸エステル	リドメックス レダコート、ケナコルトA アルメタ キンダベート ロコイド
Ⅴ群 Weak	プレドニゾロン 酢酸ヒドロコルチゾン	プレドニゾロン コルテス

『アトピー性皮膚炎治療ガイドライン2005』より一部改変

強度を細かく分ける必要があるため、その強度の選択を表1.7に示す。

1.3.5 外用療法

ADの皮膚症状には、浸潤した湿疹病巣、乾燥傾向を示す丘疹による病巣、苔癬化病巣、かゆみの強い結節、乾燥した皮膚などがある。それぞれに対して、ステロイド外用剤、古典的外用薬が処方される。

具体的には、浸潤した病巣にはmedium（中等度）からstrong（強力）の強さのステロイド外用薬を塗布し、その上から古典的外用薬の代表であ

1.3 アトピー性皮膚炎の治療

表1.7 ADでの部位別、年齢別ステロイド外用剤の強さの選択

部位	乳幼児	小児	思春期	成人
頭	W, M	M, S	S	S
顔、頸部	W	W, M	W, M	W, M
体幹、四肢	W, M	M	S	S
苔癬化病巣	−	M, S	S, VS	S, VS

実際の臨床では、個々の症状によりステロイド外用剤を使い分ける
W：weak　M：medium or mild　S：strong
VS：very strong

る亜鉛華軟膏をリント布にのばして貼布する方法が有効である。乾燥傾向を示す丘疹による病巣には、strongの強さのステロイド外用薬の単純塗布で良好な結果を得ることもある。

　苔癬化病巣には、strongの強度のステロイド外用薬の単純塗布では十分な効果をあげることはできないが、その上から亜鉛華軟膏の貼布を行なうと非常に有効な結果が得られる。ステロイド外用薬の単純塗布だけで効果をあげようとすると、very strong（最強力）からstrongest（極強力）の強度のものが必要となる。しかし、これほどまでの強度のステロイド薬の外用を長期にわたって連用することは、逆に、ステロイド外用薬による副作用の発現を助長することになる。

　このように、誤った治療を行なうことにより患者のステロイド拒否症・ステロイド恐怖症を増やしてしまう結果となる。「ステロイド拒否症」とは、ステロイド薬に対する誤解と知識の欠如ならびにマスコミ（健康雑誌、書籍）、患者団体、アトピービジネス（後述）などの情報操作が原因で、患者、もしくはその家族の人たちが、ステロイドに対する恐怖心をあおられる状態をいう。

第1章　アトピー性皮膚炎

表1.8 ステロイド外用薬による副作用

Ⅰ：細胞の増殖能の抑制による副作用
　1．皮膚萎縮　2．乾皮症ないし魚鱗様変化　3．皮膚萎縮線状　4．cortisone skin injury　5．創傷修復遅延　6．星状偽瘢痕　7．多形皮膚萎縮様変化

Ⅱ：細胞機能の変調に基づく副作用
　1．毛細血管拡張　2．頸部毛孔間紅皮症　3．ステロイド潮紅　4．ステロイド紫斑　5．酒皶様皮膚炎　6．口囲皮膚炎　7．頸部線状点状皮膚　8．ステロイド痤瘡　9．ステロイド弾力線維症　10．ステロイド稗粒腫　11．ステロイド膠様稗粒腫　12．色素異常　13．多毛

Ⅲ：免疫能抑制に基づく副作用
　1．感染症の誘発と増悪（細菌、真菌、ウイルス）

Ⅳ：その他
　1．接触皮膚炎　2．光線過敏症　3．ステロイド膿疱　4．ステロイド経皮吸収による全身性副作用　5．ステロイド緑内障　6．ステロイド白内障　7．ステロイド黒内障　8．扁平黄色腫

（幸田らの分類を一部改変）

　彼らはステロイド外用剤の副作用について誤った認識があり、ステロイド内服薬の副作用と混同したり、炎症の結果による色素沈着をステロイド外用薬によるものと思い込んだりしている人もいる。ステロイド外用薬による副作用の症状のまとめを表1.8に示す。

　ステロイド外用薬を適切に使用すれば、副腎不全、糖尿病、ムーンフェイスなどのステロイド内服薬で見られる全身的副作用は起こりえないと考えられている。表1.8に記載されている局所的副作用のうち、ステロイド痤瘡（ざそう）、ステロイド潮紅、皮膚萎縮、多毛、細菌感染症、真菌感染症、ウイルス皮膚感染症などはときに生じるが、中止あるいは適切な処置により回復する。まれに、ステロイド外用薬による接触皮膚炎が生じる。また最近、ステロイド外用薬にかわるものとして免疫抑制外用剤としてタクロリムス軟膏（商品名プロトピック軟膏）がよく使用されている。

1.3.6　内服療法

　ADの主症状であるかゆみに対する薬物療法は、Ⅰ型アレルギーに対す

る治療を主とする。そのため、抗アレルギー薬の中でも抗ヒスタミン薬の内服が主体となる。そのため、ここでは抗ヒスタミン薬と、他の抗アレルギー薬とで説明を行なう。

1.3.7 抗ヒスタミン薬

抗ヒスタミン薬は古くから用いられている薬物であり、現在においてもアレルギー疾患治療に重要な位置を占める。AD患者の血液中では、ヒスタミンが増加している傾向がある。そこで、ヒスタミンの源である肥満細胞からのヒスタミン遊離を抑えようとする薬物が開発されている。

ヒスタミンの受容体はH_1とH_2とに分けられ、H_1受容体は全身に分布し、血管透過性亢進(こうしん)、平滑筋攣縮(れんしゅく)、掻痒感などのアレルギー症状は、ヒスタミンが遊離され、H_1受容体が刺激興奮を受けた状態で発現する。したがって、ADの治療に用いられる抗ヒスタミン薬は、ヒスタミン遊離を抑制するかH_1受容体阻害作用を有するH_1拮抗薬である。H_1拮抗薬はかゆみなどに著効を示す。しかし、脳内ヒスタミンは覚醒作用を有するので、脳内ヒスタミン活性を阻害するH_1拮抗薬は副作用として眠気を催すことはよく知られている。

抗ヒスタミン薬の治療における重要性は、今後とも変わらないものと考えられる。そのため、中枢抑制に起因する眠気誘発を応用して夜間用と、中枢作用のないH_1拮抗薬のさらなる開発により眠気のない昼間用が考案されると（一部では臨床使用されている）臨床的効果の上昇が期待される。

1.3.8 その他の抗アレルギー薬

Ⅰ型アレルギーに対する治療薬の一つの作用として、かゆみを起こすヒスタミンをはじめとする炎症の化学伝達物質を可能な限り放出させないようにする点があげられる。たとえば、その中で塩酸エピナスチン（商品名アレジオン）などは「第2世代抗ヒスタミン薬」といわれることもある。

抗アレルギー薬とはヒスタミン受容体遮断作用に限らず、アレルギー反応にかかわるケミカルメディエーター（生体内の化学修飾物質）の産生、

第1章　アトピー性皮膚炎

遊離を抑制し、また受容体拮抗作用を有しアレルギー炎症を抑制するものをいう。H_1受容体（ヒスタミン受容体の中でも脳内・血液組成分を始め全身に存在する受容体）拮抗薬はフェンベンザミンの開発から始まるが、より強い薬効、コンプライアンスのよさ、眠気などの副作用の少なさを目標として開発が進められてきた。

　最近のものは、中枢のH_1受容体に比べて末梢のH_1受容体に対する親和性が高く、また中枢神経系へ移行しにくいという特徴を有し、中枢神経抑制作用や抗コリン作用、局所麻酔作用などの少ない薬剤となっている。

　従来は、抗ヒスタミン作用を有するものを塩基性抗アレルギー薬、有さないものを酸性抗アレルギー薬と称していたが、最近登場した抗ヒスタミン作用を有する抗アレルギー薬は構造的に両性で、酸性、塩基性の分類名は用いられなくなる方向にある。抗ヒスタミン薬を含めた臨床で使用されている抗アレルギー薬の作用点を図1.8に示す。表1.9には広義の抗アレルギー薬の種類をまとめて記載した。またそれぞれの薬剤の開発順序を図

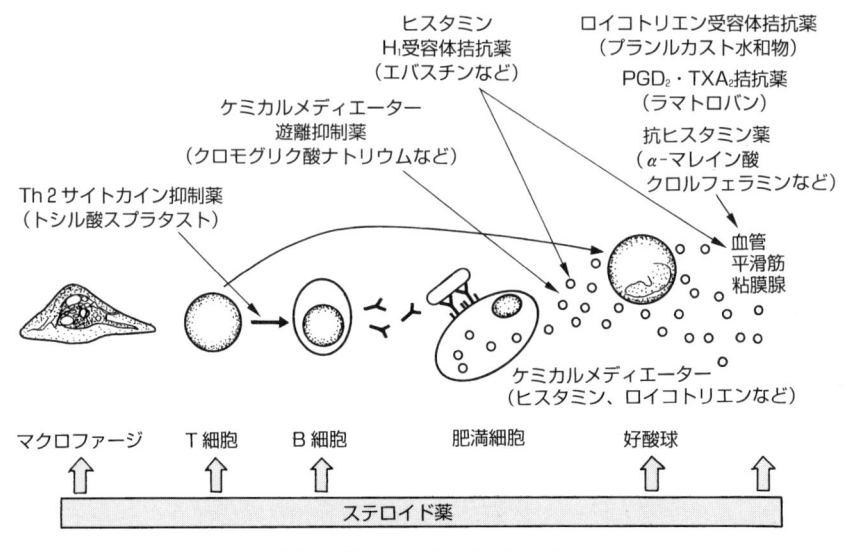

図1.8 抗アレルギー薬の作用点

1.3 アトピー性皮膚炎の治療

1.9に示す。

　抗アレルギー薬の始まりは、上記のように古典的な抗ヒスタミン剤（フ

表1.9 抗アレルギー薬の一覧

	抗ヒスタミン作用あり （塩基性抗アレルギー剤）	抗ヒスタミン作用なし （酸性抗アレルギー剤）	
抗アレルギー剤	喘息効能を持つもの 　ザジテン（フマル酸ケチフェン） 　アゼプチン（塩酸アゼラスチン） 　セルテクト（オキサトミド：喘:小児のみ） 　アレジオン（塩酸エピナスチン） 喘息効能を持たないもの 　ダレン（フマル酸エメダスチン） 　レミカット（フマル酸エメダスチン） 　エバステル（エバスチン） 　ジルテック（塩酸セチリジン） 　タリオン（ベシル酸ベポタスチン） 　アレグラ（塩酸フェキソフェナジン） 　アレロック（塩酸オロパタジン） 　クラリチン(ロラタジン)	ケミカルメディエター遊離抑制薬（肥満細胞安定薬） 肥満細胞が主たる作用点と考えられているもの 　インタール（クロモグリク酸ナトリウム） 　リザベン（トラニラスト） 　ロメット（レピリナスト） 　ソルファ（アンレキサノクス） 　ケタス（イブジラスト） 　タザレスト（タザノラスト） 　アレギサール（ペミロラストカリウム） 　ペミラストン（ペミロラストカリウム）	ロイコトリエン拮抗剤 　オノン（プランルカスト水和物） 　アコレート（ザフィルルカスト） 　シングレア（モンテルカストナトリウム） 　キプレス（モンテルカストナトリウム） トロンボキサン拮抗剤 　ブロニカ（セラトロダスト） 　バイナス（ラマトロバン） トロンボキサン合成阻害剤 　ドメナン（塩酸オザグレル） 　ベガ（塩酸オザグレル） Th2サイトカイン阻害薬（抗体産生抑制薬） 　アイピーディー（トシル酸スプラタスト）
抗ヒスタミン剤	喘息効能を持つもの 　ゼスラン（メキタジン） 　ニポラジン（メキタジン） 喘息効能を持たないもの 　ポララミン（d-マレイン酸クロルフェニラミン）、タベジール（フマル酸クレマスチン）など		

第1章　アトピー性皮膚炎

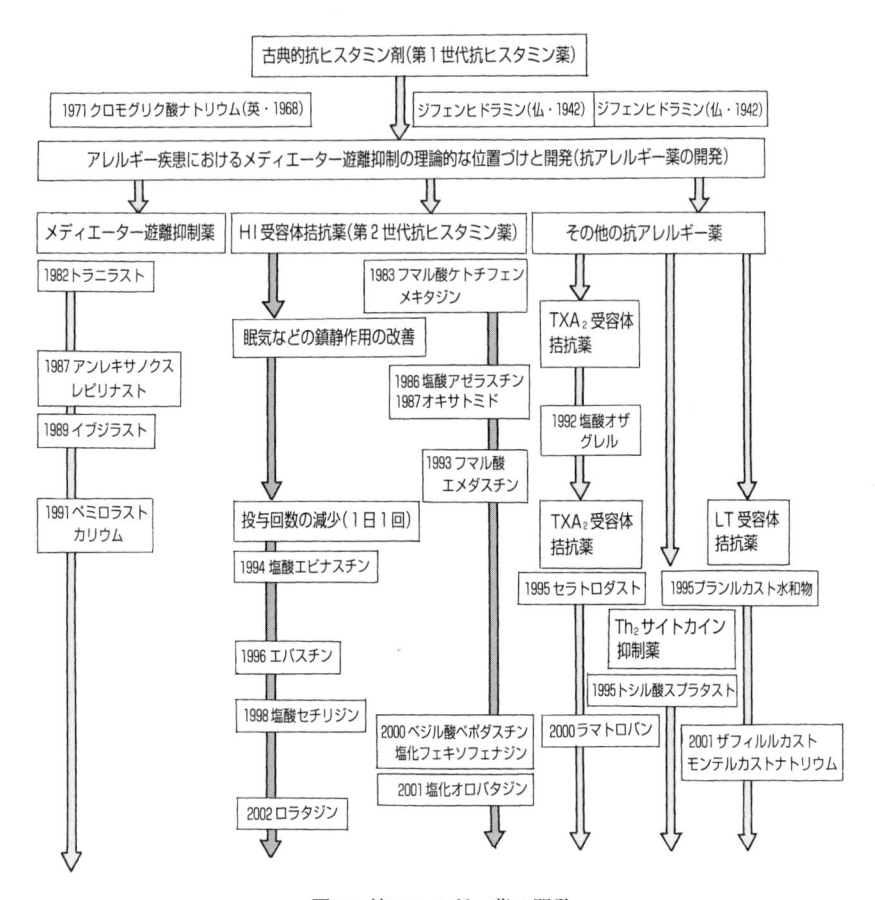

図1.9　抗アレルギー薬の開発

ェンベンザミン）からである。その後、アレルギー疾患に関わる研究、メディエーターの研究の進歩に伴って作用点の違うものが開発されてきた。それらは

① メディエーター遊離抑制
② メディエーターの作用に拮抗する薬剤
③ 古典的な抗ヒスタミン剤の鎮静作用の改善、作用持続性を持つ新し

い抗ヒスタミン剤（第2世代）
などである。

1.3.9　副腎皮質ホルモン薬（内服）

　AD患者へのステロイドの全身投与は、むしろ不要あるいは禁忌というべきと考えられる。ADは長期にわたって症状が消長を繰り返すので、ステロイドの全身投与はその離脱が困難になるとともに、それだけ副作用が発現されやすくなる。ステロイドの全身投与は、ADの急性増悪で紅皮症のようなときに適応となるが、なるべく早めにステロイドの量を漸減することが望ましい。

1.3.10　漢方薬

　ADに対しては治頭瘡一方、黄連解毒湯、十味敗毒湯、消風散、温清飲、柴胡清肝湯、白虎加人参湯、当帰飲子などを処方する。治頭瘡一方は、幼小児の浸潤性の症状に対して処方され、十味敗毒湯はADのみでなく、皮膚病一般に広く処方されていて、解毒中和を目的としている。消風散は、体質が丈夫で、陽証すなわち活動的な病巣を示す症例に処方される。温清飲は、体力中等度で乾燥傾向を示す丘疹性の病状に対して処方されている。柴胡清肝湯、当帰飲子は、乾燥性でかゆみの強い症例に対して用いられている。ADの喘息型には小柴胡湯、鼻炎型には小青竜湯がよく使用される。基礎的には柴胡剤はステロイドの副作用を軽減し、抗炎症作用を増強することが報告されている。

　いずれの場合も漢方薬は、患者の持つ陰陽、虚実、気血水を判断した上で薬剤の選択が行なわれる。漢方療法では薬剤の即効性は期待できず、長期にわたって連用する必要がある。また漢方薬はまったく副作用がないなどと考えるのはまちがいで、近年漢方薬による薬疹の症例も散見されるようになっているので、十分な注意を払いながら処方されるべきである。

1.3.11　民間療法

　本来の民間療法は、古い歴史をもち、一般家庭で効果があるとして行なわれるものをいう。たとえばアロエや米ぬか、オリーブ油など、古くから

皮膚によいとして用いられているものがある。しかし、最近は「アトピービジネス」という言葉が一般的になるほど、ADに対する多くの誤った民間療法が広まっている。

アトピービジネスとは、「アトピー性皮膚炎＝難病、一生治らない」というイメージをアトピー性皮膚炎患者やその家族に植えつけ、不安をあおることで高額の特殊療法に誘引し、利益を得ようとするビジネスのことを指す。医療保険診療外の行為によってADの治療に関与し、営利を追求する経済活動と定義されている。健康食品、化粧品、入浴剤、防ダニグッズ、エステなどがあげられる。

アトピービジネスが蔓延した主な原因として、ADの治療が長期にわたり、脱落者が多いこと、患者が多く儲かる市場であること、および、ステロイドに対する一部マスコミのバッシングが考えられる。日本皮膚科学会では「アトピー性皮膚炎・不適切治療健康被害調査委員会」を発足させている。この調査ではADの重症患者の約半数がアトピービジネスによって受けた不適切な治療であることが認められている。

ADは今やありふれた身近な疾患になってきている。そこで、今後ますます患者からADの相談を受ける薬剤師が多くなるものと思われる。これからの薬剤師はAD患者への服薬指導はもちろん、ADの治療ガイドラインを含め、ADに精通することが大切である。

1.4　アトピー性皮膚炎の処方内容例

1.4.1　丘疹、紅斑が主体の場合

【外用】顔面：キンダベート軟膏、もしくは、プロトピック軟膏。体幹、四肢：アンテベート軟膏の上に亜鉛華軟膏を重ね塗り。

【内服】アレジオン20mg/日、もしくは、エバステル10mg/日、夕食後1回服用。

【解説】顔面に使用するステロイド剤は原則的にmild（中等度）からweak（弱め）のステロイド（キンダベート軟膏など）を使う。顔面にひ

っかき傷やびらんが見られない場合は、免疫抑制剤であるタクロリムス（プロトピック軟膏）などを用いる。ただし、日光には当てないようにすることと、皮膚刺激感があるので注意が必要である。体幹、四肢には症状に合わせてであるが、strong（強力）、very strong（最強力）クラス（アンテベート軟膏など）のステロイド剤を用いる。さらに、亜鉛華軟膏を重ね塗りすることでステロイドの効果を上げたり、湿潤部位を乾かしたり、硬い湿疹局面を柔らかくしたりする作用がある。かゆみを抑えるため抗アレルギー剤であるアレジオンやエバステルなどを用いる。

1.4.2 乾燥、紅斑が主体の場合

【外用】顔面：エキザルベ軟膏もしくはヒルドイドソフト。体幹、四肢：マイザー軟膏の上にヒルドイドソフトを重ね塗り。

【内服】クラリチン10mg/日 夕食後1回服用。

【解説】乾燥が主体の湿疹病変は、ヘパリン類似物質であるヒルドイドソフトを上手に使いこなすことが必要である。ステロイドに重ね塗りしたり単独で使用したりする。ただし、かゆみを抑える力は弱く、出血部位には禁忌である。

1.4.3 びらん、紅斑が主体の場合

【外用】顔面：テラジアパスタ、もしくは、ロコイド軟膏に亜鉛華軟膏を重ね塗り。体幹、四肢：びらん部にテラジア、もしくは、亜鉛華軟膏、紅斑部にフルメタ軟膏外用。

【内服】タリオン20mg/日 分2 朝夕食後服用。

【解説】びらん部が多いところは、ステロイド外用単独では効きが悪くなる。まず、テラジアパスタ、亜鉛華軟膏で病変部位を乾かしてからステロイドを外用すると効果があがる。びらん部にはクリーム剤やローション剤は刺激が強く、かぶれることもあるので禁忌である。

1.4.4 痒疹、角化性病変が主体の場合

【外用】顔面：キンダベート軟膏に亜鉛華軟膏、もしくは、10%サリチル酸ワセリンを重ね塗り。体幹、四肢：トプシム軟膏に亜鉛華軟膏、もし

くは、10％サリチル酸ワセリンを重ね塗り。あるいは、ドレニゾンテープ貼布。角化が強いときは、デルモベート軟膏に亜鉛華軟膏をリント布で貼布する。

【内服】リザベン300mg／日 分3 毎食後服用、ペリアクチン12mg／日 分3 毎食後服用。

【解説】痒疹結節や角化性病変のところは、ステロイド剤単独外用だけでは効果が少ない。サリチル酸ワセリンなどで角化を柔らかくしたり、亜鉛華軟膏をリント布などで貼布したりすると効果が上がる。また、病変部にステロイド含有のテープ剤であるドレニゾンテープなどを貼布するのも有効である。ただし、このテープは半日以上貼布したり、病変部以外にまで広く貼り過ぎたりした場合は、毛細血管拡張や皮膚が薄くなるなどの副作用が出現するので注意が必要である。痒疹のかゆみにはペリアクチン、瘢痕(はんこん)などにはリザベンが有効である。ただし、ヘリアクチンなどの抗ヒスタミン剤は緑内障や前立腺肥大の患者には使えない。

1.4.5　かゆみの抑制が主体の場合

【外用】皮膚症状に合わせて上記（1.4.1～1.4.4）を組み合わせて加療する。

【内服】アレロック10mg／日 分2 朝夕食後服用、もしくは、ジルテック10mg／日 分1 夕食後服用。かゆみが強く睡眠が障害されるときセレスタミン1錠。就寝前服用、もしくは、アタラックスP25mg就寝前服用。

【解説】かゆみが強い患者は即効性を期待する。抗アレルギー剤の中でも血中濃度の立ち上がりが早いのは、アレロック、ジルテックである。かゆみを抑える力は強い。しかし、副作用として眠気が強いので、自動車運転など細かい作業に従事している人には処方できない。また、夜間にかゆみが強く、睡眠障害をおこす患者にはステロイド薬（ベタメタゾン）と抗ヒスタミン薬（ポララミン）の合剤であるセレスタミンでかゆみのコントロールを行なう。ただし、あくまでもステロイドが含まれている薬剤なので、短期間の服用にとどめることが大切である。抗不安薬でもあるアタラ

ックスは、かゆみを精神的に落ち着かせるときにとても有効な薬剤である。

1.4.6 眠気やだるさを少なくしたい場合
【外用】皮膚症状に合わせて上記（1.4.1～1.4.4）を組み合わせて加療する。

【内服】アレグラ120mg/日 分2 朝夕食後服用、もしくは、クラリチン10mg/日 分1 夕食後服用。

【解説】社会的な責任があって仕事や日常生活に支障をきたしてほしくない患者には、かゆみをいくら抑えても眠気やだるさを引き起こす薬は処方しがたい。上記2剤は比較的、眠気を催すことは少ない薬剤である。アレグラは青壮年を中心に、皮膚科以外の他科でも広く処方されている。

1.4.7 顔面、眼囲の丘疹、紅斑が主体の場合
【外用】顔面、眼囲：キンダベート軟膏もしくはエキザルベ軟膏に亜鉛華軟膏を重ね塗り。あるいは、プレドニン眼軟膏を外用、軽快したらプロペト軟膏を外用。体幹、四肢：皮膚症状に合わせて上記（1.4.1～1.4.4）の処方を組み合わせる。

【内服】かゆみの症状に合わせて上記（1.4.1～1.4.6）の処方を組み合わせる。

【解説】ADの患者は顔面、眼囲に紅斑が頻発する。搔破痕が強い患者は白内障や網膜剥離の合併もありうるので眼科へのコンサルトが大切である。眼囲に使用する薬剤は現時点では比較的限られている。目に入っても大丈夫なようにとのことで眼科用製剤、リンデロンA軟膏、ネオメドロールEE軟膏が主流である。しかし、ここで注意が必要なのはこの2剤とも硫酸フラジオマイシンという抗菌剤が配合されている点である。最近、このような抗生剤含有軟膏使用によるかぶれ（接触皮膚炎）がよく見られる。抗菌剤を必要とする眼囲の症状は少なく、この2剤の安易な使用が皮膚炎の治癒をかえって遅延させているため注意が必要である。顔面、特に眼囲は皮膚が薄くステロイドの吸収も良いので、長期のステロイド外用は副作

用発現の危険を増す。紅斑、かゆみが減少したら、すみやかに白色ワセリンであるプロペト軟膏などに切り替えることが大切である。

1.4.8　漢方薬内服が主体の場合

【外用】皮膚症状に合わせて上記（1.4.1〜1.4.4、1.4.7）を組み合わせて加療する。

【内服】皮膚症状に合わせて下記のいずれかを用いる。

① 当帰飲子

② 治頭瘡一方

③ 黄連解毒湯

ツムラ顆粒7.5g/日 分3 毎食前、または、食間に服用。

【解説】当帰飲子は、皮膚が乾燥し、分泌物が少なく、掻痒が強いときに用いる。老人に適応が多いが、虚弱者にも用いられる。丘疹、水疱、肥厚などをともなう場合は除外である。治頭瘡一方は、顔面、頭部の湿疹で分泌物、びらん、痂皮、落屑をともなう湿潤型の皮膚症状に有効である。黄連解毒湯はのぼせと患部の灼熱感がある顔面の紅斑の患者に用いられる。かゆみをともないイライラや不眠などの精神不安などを有する患者に有効である。

第2章　ウイルス性疾患

　ここでは、ヘルペスといわれている単純性疱疹、と帯状疱疹や、通称「みずぼうそう」と呼ばれている水痘について概説する。

　ヘルペスという言葉は、ギリシャ語の herpein「はう」という語が起源である。昔は皮膚の上をはうように拡大する病気の総称として用いられていた。帯状疱疹という言葉は、17世紀、オランダの医師ツルプ博士により初めて記載された疾患である。帯状疱疹は、ラテン語で herpes zoster と書くが、zoster は帯の意で、疱疹は水疱疹を意味し、帯状に並んだ水疱疹ということである。また口唇ヘルペス、外陰ヘルペスをまとめて、単純性疱疹と呼ぶが、これは、herpes simplex からの略である（西山茂夫監修『皮膚科の病名由来ア・ラ・カルト』協和企画通信（1994年）より）。

2.1　単純性疱疹

2.1.1　単純性疱疹はどんな病気か

　単純性疱疹ウイルス（HSV：herpes simplex virus）による感染症である。HSVには1型（HSV-1）と2型（HSV-2）がある。違和感が先行し、やがて痛みを伴い、紅斑、水疱が生じ、びらん、痂皮となり約10日前後で治癒する。一般に上半身にみられる皮疹はHSV-1の感染、外陰部、臀部に見られる皮疹はHSV-2の感染による。

2.1.2　単純性疱疹の臨床的分類

臨床的には以下のように分類される。

① 口唇ヘルペス

② ヘルペス性歯肉口内炎

③ 角膜ヘルペス

第2章　ウイルス性疾患

④ ヘルペス性ひょう疽
⑤ 性器ヘルペス
⑥ 臀部ヘルペス
⑦ カポジ水痘様発疹症

2.1.3　単純性疱疹の原因

　HSV-1またはHSV-2の感染によって発症。感染すると潜伏感染の状態となり、寒冷、紫外線、感冒、疲労などを契機として再発する。HSV-1による代表的な疾患である口唇ヘルペスの発症メカニズムを図2.1に示す。また最近は、オープンになってきた性の風潮を反映してか、性器ヘルペス（主にHSV-2の感染）などの性感染症も増えている。

2.1.4　単純性疱疹の治療法および処方内容例

（a）軽症の場合

　【例】《処方》① アラセナA軟膏適量外用。びらん部位などには、② テラジアパスタ、もしくは、③ 亜鉛華軟膏などを重ね塗り。

　【解説】軽症のときは抗ウイルス外用剤のみで治癒する。びらん、水疱

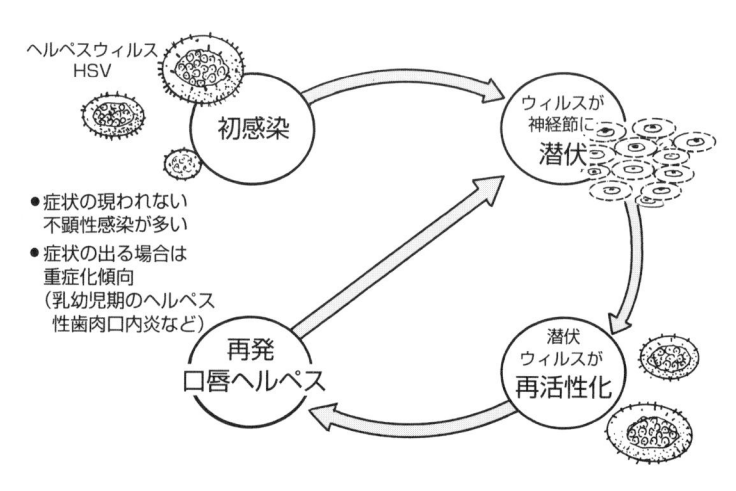

図2.1　口唇ヘルペス発症のメカニズム

の強い部位にはテラジアパスタや亜鉛華軟膏などを併用して、病変部位を乾かし上皮化させる。

(b) 通常の場合

【例】《処方》① フェナゾール軟膏適量外用。② バルトレックス1000mg分2（朝、夕食後）5日分内服。

【解説】通常は抗ウイルス薬として塩酸バラシクロビル（バルトレックス）の内服を5日間行なう。皮疹部位は、非ステロイド外用剤であるフェナゾール軟膏などを塗布する。たいていは7日から10日ほどで略治する。

(c) 性器ヘルペスの患者でおおむね年6回以上の頻度で再発する場合

【例】《処方》バルトレックス500mg 分1 30日分

【解説】性器ヘルペスの患者の中には、頻回に再発する患者が存在する。2006年9月から再発抑制療法というものが承認された。抗ヘルペス薬を継続して内服することにより、再発回数を減少させる治療法である。パートナーへの性器ヘルペスの感染リスクを減らす効果も示されている。バルトレックス500mg錠、1錠を1日1回継続投与する。1回の処方期間は1ヵ月程度とし、1ヵ月に1回は再発抑制の状態や副作用、患者の満足度を確認して、さらに継続するかどうかを検討する。

2.2 帯状疱疹

2.2.1 帯状疱疹はどんな病気か

水痘帯状疱疹ウイルス（VZV：varicella-zoster virus）によるウイルス感染症である。小児期の水痘罹患などの初感染後に神経節に潜伏感染したウイルスが、何らかの理由で再活性化して、皮疹と神経痛を生じる。図2.2に水痘と帯状疱疹の発症病理を示す。

皮疹の出現する数日から1週間程度前から、皮疹が出現する領域に神経痛や違和感があることが多い。皮疹はまず浮腫性の紅斑が生じ、ついで小水疱が神経支配領域の皮膚に帯状に、左右どちらか半側に出現する。時間の経過とともに膿疱（表皮内あるいは表皮直下に白血球が集合した状態）、

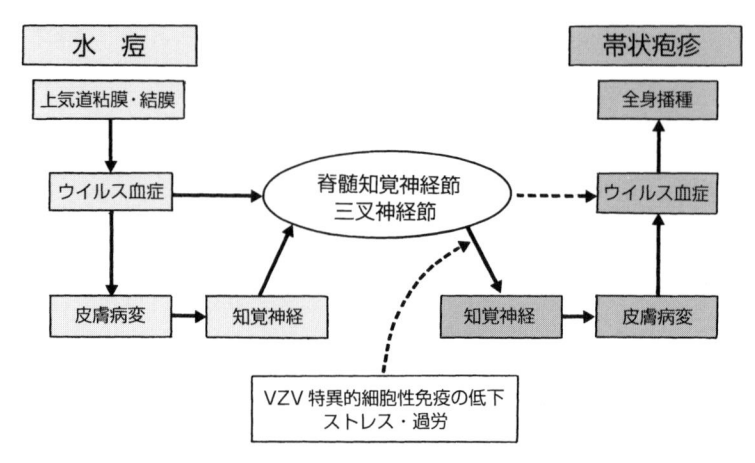

図2.2 水痘と帯状疱疹の発症病理（庵原俊昭『臨床と微生物』32（1），9-13（2005）より引用作図）

痂皮（膿疱が乾燥した状態）に移行する。皮疹の全経過は2〜3週間である。疼痛の程度はさまざまで、一般には皮疹とともに消失するが、難治性の神経痛（帯状疱疹後神経痛、後述）を残す場合があり、正確な早期診断と適切な治療が必要である。

2.2.2　帯状疱疹の原因

強いX線、外傷、疲労、老化、あるいはステロイドなどの免疫抑制剤などによって体の抵抗力が落ちると、潜んでいたVZVが活性化して症状が出現する。

2.2.3　帯状疱疹で注意すべき合併症

下記合併症が起きたときは的確な早期診断、治療が必要である。
① 帯状疱疹後神経痛（PHN：posthelpetic neuralgia）
② 顔面神経麻痺（Ramsay-Hunt症候群）
③ 髄膜脳炎
④ 結膜炎、角膜炎

2.2.4 帯状疱疹の治療法および処方内容例

(a) 軽症または早期例の場合

【例】《処方》① フェナゾール軟膏適量塗布、もしくは、テラジアパスタ適量塗布。② バルトレックス3000mg/日 分3 毎食後内服7日間。③ ロキソニン180mg/日 分3 毎食後内服7日間。④ メチコバール1500mg/日 分3 毎食後内服7日間。

【解説】通常は、抗ウイルス薬の塩酸バラシクロビル（バルトレックス）の内服を行なう。疼痛に対しては、消炎鎮痛剤であるロキソニンおよびビタミンB_{12}製剤であるメチコバールの内服を行なう。皮疹局所に対しては、非ステロイド消炎鎮痛剤であるフェナゾール軟膏などの外用を行なう。皮疹部位にびらんが多く見られるときはテラジアパスタなどを外用して病変部位を乾かす。

(b) 中等症以上の場合

【例】体重50kgの患者の場合：《処方》ゾビラックス250mgを生理食塩水100mlに溶解させ、1日3回点滴静注、連日7日間、もしくは、アラセナA 500mgを5％ブトウ糖液500mlに溶解させ、1日1回点滴静注、5日間。

【解説】中等症以上で皮疹が広範囲に及ぶものや疼痛の強い症例は、原則として入院にて加療を行なう。抗ウイルス剤であるアシクロビル（ゾビラックス）やビダラビン（アラセナ-A）の点滴静注を行なう。アシクロビルは、1回5mg/kg 1日3回、7日間、ビタラビンは10mg/kg 1日1回、5日間の点滴静注が基本である。疼痛や皮疹局所に対しては軽症、早期例と同様の薬剤にて外用、内服にて治療を行なう。抗ウイルス剤を使用するときは、内服点滴も同様に腎機能をチェックしながら加療を行なうことが大切である。

(c) 合併症のある場合

(1) 帯状疱疹後神経痛（PHN）の合併

【例】《処方》トリプタノール10mg 1錠 就寝前内服。

【解説】IASP（世界疼痛学会）は「皮疹が治癒した後の神経因性疼痛」

をPHNと規定し、時期には言及していない。とりあえず痛みが残る状態のことをいう。PHNに対しては神経ブロック療法以外に種々の薬物療法が試みられている。抗うつ薬、抗けいれん薬などが有効である。抗うつ薬は痛みの持続によりうつ的な状態にある患者には有効であり、発作的に差し込むような痛みを訴える患者には、カルバマゼピンなどの抗痙攣薬が有効である。三環系抗うつ薬であるトリプタノールなどはよく使用されている。

(2) 顔面神経麻痺の合併（Ramsay-Hunt症候群）

【例】《処方》① リンデロン6mg/日あるいはプレドニン30mg/日内服。② メチコバール1500mg/日内服。③ アデホス300mg/日内服。④ ノイキノン30mg/日内服。

【解説】Ramsay-Hunt症候群とは、外耳道および耳介の帯状疱疹に顔面神経と、めまい、難聴の内耳症状をともなう症候群であるが、予後の面からは顔面神経麻痺が最も問題である。耳鼻科医との連携のもと、病初期から抗ウイルス剤の点滴に加えて、ステロイド内服療法（プレドニン30mg/日ぐらいより開始）を行なう。徐々に漸減し、約2週間で中止する。補助療法として、メチルコバラミン（メチコバール）、ATP（アデホス）、ユビデカノン（ノイキノン）を内服させ、麻痺の改善を待つがその治癒率は50～70%とされている。

(3) 髄膜脳炎の合併

【例】体重50kgの患者の場合：《処方》ゾビラックス500mgを1日3回（1日量は1500mg）、7～10日間点滴静注。

【解説】脳髄膜炎を合併すると、頭痛、発熱、悪心、嘔吐を引き起こし、重篤な症状となる。そこで、通常量の約2倍（1回10mg/kg 1日3回、7日間）の全身的抗ウイルス薬の投与を要する。これは抗ウイルス剤が血液－脳関門を通過しがたく、脳髄液では血中濃度の約1/2となるためである。抗ウイルス剤の大量投与で症状は速やかに改善する。

(4) 結膜炎、角膜炎の合併
【例】《処方》① ゾビラックス眼軟膏適量塗布。② タリビット眼軟膏適量塗布。
【解説】病変が三叉神経第1、第2枝領域に生じた場合、高率に眼症状を伴うため上記外用を使用するとともに速やかに眼科専門医に頼診が必要である。

2.3 水痘

水痘（みずぼうそう）の病名の由来として、発疹が疱瘡（痘瘡、天然痘）に似ているので水疱瘡（みずぼうそう）と呼んだといわれているが、いつ頃からこの名称が使われたか不明である。水痘はラテン語で varicella と書くが、痘瘡（variola）の小さいものという意味である（西山茂夫監修『皮膚科の病名由来ア・ラ・カルト』協和企画通信（1994年）より）。

2.3.1 水痘はどんな病気か

VZVが原因でかかる感染症である。ほとんどの人が幼児期から学童期にかけてかかる。しかし、最近では任意であるがワクチン接種の普及により、小児期に水痘に罹患する機会が減り、その結果、成人の水痘が増加傾向にある。VZVに感染すると、約2週間の潜伏期間を経て、発熱とともに腹部、胸部、背部などに小さな赤い発疹、紅色丘疹ができる。発疹は、やがて、先端に水を持った水疱となる。そしてほぼ全身に発疹が生じ、粘膜疹も見られることがある。水疱は徐々に痂皮化し、ときに瘢痕を残す。すべての皮疹が痂皮化すると感染性はない。また頭皮にも水疱が見られることが特徴である。熱は37〜38度とあまり高くならず、まったく熱の出ない子供もいる。

2.3.2 水痘の合併症および注意点

水痘は、比較的症状の軽い病気と考えられているが、まれに脳炎や髄膜炎などの合併症を起こすこともあり注意が必要である。また、アトピー性皮膚炎の人に感染すると皮膚の抵抗力が弱いため、症状が重くなる傾向が

見られる。成人でかかると症状が重篤化しやすく、まれに肺炎なども引き起こし、色素沈着や瘢痕を残しやすいため早期の診断、加療が必要である。

2.3.3 水痘の治療法

(a) 軽症および通常の場合

(1) 病初期、紅色丘疹、水疱のとき

【例】外用：《処方》フェノール亜鉛華リニメント（通称カチリ）適量外用。内服：成人および体重40kg以上の小児の場合：《処方》バルトレックス3000mg 分3 5日～7日分内服。体重40kg未満の小児の場合、体重30kgの患児のとき：《処方》バルトレックス顆粒2250mg 分3 5日分。

(2) 皮疹がおおむね痂皮化してきたとき

【例】《処方》ヒルドイドソフト、もしくは亜鉛華軟膏適量外用。

【解説】成人の水痘の治療においては、抗ウイルス剤であるバルトレックスは5～7日間、小児の水痘においては5日間使用する。病初期は、水疱、紅斑があり、鎮痒効果と皮疹の乾燥、保護効果などを持ち合わせたフェノール亜鉛華リニメント（通称カチリ）を外用する。小児の熱発に対しては、アスピリンなどのサリチル酸製剤はReye症候群の発症を引き起こす可能があるためできるだけ使用を避けることが望ましい。皮疹が痂皮化し、瘢痕や色素沈着が目立ってきたら亜鉛華軟膏で痂皮などをとり、ヒルドイドソフトなどでスキンケアをする。

(b) 中等症以上（成人）の場合

【例】外用：《処方》フェノール亜鉛華リニメント（通称カチリ）適量外用。内服：《処方》アレロック10mg 分2 朝、夕食後。かゆみに対して適宜追加する。点滴静注は以下の通りである。

　朝：ゾビラックス500mgを生食250mlに溶かし点滴。7～10日間
　夜：ゾビラックス250mgを生食100mlに溶かし点滴。7～10日間

【解説】小児では明らかな前駆症状なく水疱を生じることが多いが、成人水痘では皮疹の発現する2～3日前から悪心、発熱、食欲不振、全身倦怠

などの前駆症状を訴える。また皮疹は広範囲で数も多く、皮膚症状も一般に重篤なことが多い。しかも、肺炎や髄膜炎などの合併も起こしやすいため抗ウイルス剤の点滴静注が必要である。初診時には軽症と思われても、できれば入院させて安静、加療することが大切である。

第3章 乾　　癬

3.1 乾癬の病名の由来

　現在は乾癬という言葉が通常使われるが、土肥慶蔵の教本（大正3年（1914年））には鱗屑疹という言葉が使われ、乾癬も並記されていた。いずれも乾燥した鱗屑が多数付着した状態を思わせる病名である。英独仏ラテンのいずれも psoriasis と記す。ギリシャ語の psoriasis は、psen（こする）→ psora（かゆみ、疥癬）→ psorian（かゆい）から由来している（西山茂夫監修『皮膚科の病名由来ア・ラ・カルト』協和企画通信（1994年）より）。

3.2 乾癬はどんな病気か

　乾癬はやや盛り上がった赤いくっきりした発疹（紅斑）の上に、銀白色のかさかさしたフケのようなもの（鱗屑）が付着する皮膚病である。乾癬の現われる部位はさまざまであるが、特に頭、肘、膝、などにできやすく、ときには全身に広がることがある。かゆみは約半数の患者に見られる、その程度はさまざまである。乾癬の症状は良くなったり悪くなったりを繰り返すのが特徴で、経過の長い慢性の病気である。

3.3 乾癬の種類

　乾癬には以下のようなものがある。
① 尋常性乾癬：「尋常性」とはありふれたという意味で、乾癬のもっとも一般的なタイプで90％の患者に見られる。痂皮、鱗屑をともない局面を形成する。局面型である。
② 滴状乾癬：扁桃腺などの細菌感染後、急に小さな発疹が現われる。

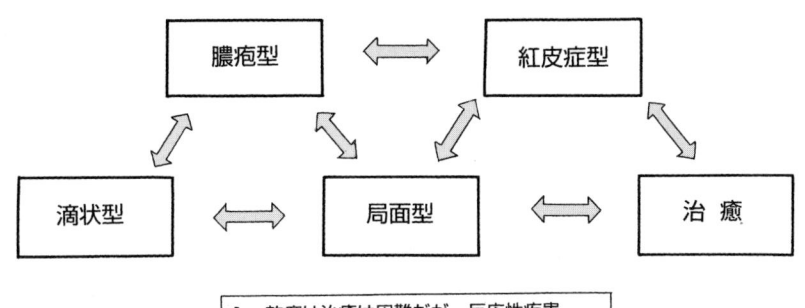

```
        ┌─────┐           ┌──────┐
        │膿疱型│◄────────►│紅皮症型│
        └─────┘           └──────┘
           ▲                  ▲
           │                  │
           ▼                  ▼
┌─────┐  ┌─────┐           ┌─────┐
│滴状型│◄►│局面型│◄────────►│治 癒│
└─────┘  └─────┘           └─────┘
```

　　1．乾癬は治癒は困難だが、反応性疾患
　　2．一時的に増悪するが治療を誤らねば寛解
　　3．再発を繰り返す

図3.1 乾癬は反応性疾患である

子供や若者に多く見られる。
　③ 膿疱性乾癬：乾癬の病変に黄白色の膿疱が多発、高熱、倦怠感をともなう乾癬の重症型である。難病指定の疾患である。
　④ 乾癬性紅皮症：紅斑が融合して拡大し、全身に広がった状態のこと。乾癬の悪化、重症型である。
　⑤ 関節症性乾癬：発疹とともに関節痛をともなう乾癬のこと。乾癬患者の約1～2%に見られる。
　図3.1に各病型の関係を示す。

3.4　乾癬の原因と患者数

　はっきりした乾癬の原因はまだわかっていない。患者本人の持つ遺伝的素因に、ストレス、風邪をはじめとするさまざまな感染症、暴飲、暴食、肥満、過剰なアルコールの摂取、気候などの多くの環境因子が関与していると考えられている。乾癬の遺伝子に関する研究は世界中で進められ、発症に関する遺伝子、病状に関する遺伝子、治療に関する遺伝子などが少しずつ解明されてきている。

わが国では10万人以上の患者がいると推定されている。すなわち、1000人に1～2人の割合で乾癬の患者がいるとされている（欧米では50人に1～2人）。また、男性の方が女性の2倍多い。

3.5 乾癬の治療法

乾癬の治療方法や治療薬は非常に多いものの、乾癬を完全に治す決定的な治療法は今のところない。主に外用療法、内服療法、光線療法の三つの方法があり、それらを単独または組み合わせて治療が行われる。

3.5.1 外用療法（塗り薬）

（a）ステロイド外用薬

いろいろな強さ、剤形の薬があるが、very strongクラスのものが主に用いられている。比較的短期間で効果が得られるが、長期外用による皮膚萎縮、紫斑などの副作用、効果減弱（tachyphylaxis）、長期大量使用後のリバウンドに注意する。

（b）ビタミンD_3外用剤

最近は、乾癬治療の第一選択薬として広く用いられている。タカシトール（ボンアルファ）、カルシポトリオール（ドボネックス）、マキサカルシトール（オキサロール）の3種類がある。ステロイド外用薬と比べて、効果の発現まで時間がかかるが、寛解後の再燃までの期間は長い。また長期間ぬり続けても副作用が少ない。しかし、外用部位に時に刺激感や発赤を認めることがある。また、大量使用や腎障害患者（特に透析中）の患者への使用は、高カルシウム血症に留意しなければならない。

3.5.2 内服療法（飲み薬）

（a）メトトレキサート（MTX）

重症乾癬、重症の乾癬性関節炎に用いることがある。欧米では一般に用いられるが、日本での保険適応はない。週に1度、1錠（2.0または2.5mg）を12時間ごとに3錠内服させ、症状の軽快、副作用により投与回数を漸減する。肝機能障害、間質性肺炎、催奇形性に留意する。

3.5 乾癬の治療法

(b) ビタミンA誘導体（エトレチナート）

汎発性膿疱性乾癬には第一選択薬となる。エトレチナート（チガソン）は初期導入量として0.5〜1mg/kg/日、分2を用い、軽快とともに徐々に減量する。寛解維持量は0.3mg/kg/日以下に抑える。ただし、副作用も多い。催奇形性があり、使用中のみならず中止後も一定期間（女性は2年、男性は6ヵ月）避妊させなければならない。口唇炎、粘膜乾燥感、脱毛、皮膚の非薄化などの症状はかなり高率に認められる。骨発育障害もあるため、成長期の児童には原則として用いない。

(c) 免疫抑制剤（シクロスポリン）

シクロスポリン（ネオーラル）の適応は、尋常性乾癬（皮疹が全身の30%以上に及ぶもの、あるいは難治性の場合）、膿疱性乾癬、乾癬性紅皮症、関節症性乾癬である。ネオーラルの初期投与量は皮疹の重症度、患者のQOL、基礎疾患や併用薬などのrisk factorを考慮し、2.5mg〜3mg/kg/日、分2で開始し、効果がなければ徐々に増量する（最大投与量は5mg/kg/日まで）。ネオーラルは用量依存性に腎障害、血圧上昇をきたすので定期的な検査が必要となる。血中濃度を上昇させる薬剤や腎機能に影響を及ぼす非ステロイド抗炎症薬などとの併用はできる限り避ける。使用禁忌薬剤にも留意する。

3.5.3 光線療法

(a) PUVA（プバまたはプーバ）療法

紫外線に反応しやすい薬を塗る、または、飲む、あるいはお湯にとかして入浴した後、波長の長い紫外線（UVA）を照射する治療法である。

(b) UVB療法

UVAより波長の短い紫外線（UVB）を照射する治療法。最近は特定の波長（311nm）の紫外線を照射するナローバンドUVB療法がPUVAに代わり、世界的に普及してきている。

3.5.4 その他

かゆみがひどいときは抗ヒスタミン薬、抗アレルギー薬などを用いる。

また関節炎が強い場合は痛み止めの飲み薬も使用することがある。

3.5.5 新しい乾癬治療と今後の展望

最近になり乾癬の病態はT細胞の活性化が鍵であることが解明されてきた。そこで、それらを直接的に抑制するような薬が開発されてきている。生物学的製剤といわれているものである。ただ、現在のところわが国ではまだ乾癬の保険適用はなく、長期間使用した場合の安全性のデータはない。しかし、理論的には既存の治療薬より副作用が少ないと考えられていて今後、期待される薬剤である。

3.6 乾癬の処方内容例

3.6.1 外用例

【1回目】アンテベート軟膏もしくはマイザー軟膏と10％サリチル酸ワセリン混合軟膏を1日2回、患部に塗布する。

【2回目】オキサロール軟膏もしくは高濃度（20μg）のボンアルファHi軟膏を外用、その上にヒルドイドソフトを重ね塗りする。

【3回目】低濃度（2μg）のボンアルファクリーム、軟膏を患部全体に塗布する。

【概説】症例は中等症以上の角化性紅斑の強い乾癬患者を対象とした。まず、Very strongのステロイド剤であるアンテベートなどで紅斑、角化をとる。またサリチル酸含有のワセリンを併用することで効能効果を上げる。紅斑、角化が軽快してきたら、ビタミンD_3製剤であるオキサロール軟膏などで効果を維持させ、色素沈着したところや乾燥部位に保湿剤であるヒルドイドソフトを外用する。ほぼ皮疹が消失したら維持療法として弱いビタミンD_3製剤外用ボンアルファクリームにて経過観察を行なう。また、皮疹が悪化したら1回目からの治療を繰り返す。

3.6.2 内服例（体重50kgの患者）

【初回投与時】まずネオーラル150mg/日を朝、夕2回に分けて内服する。

【皮疹軽快時】少量のネオーラル50mg〜75mg/日を連日内服する。

【皮疹悪化時】ネオーラル250mg/日を朝、夕2回に分けて内服する。

【概説】50kgの体重の全身の30%以上、皮疹がある中等症以上の乾癬患者を対象とした。まず、3mg/kg/日のネオーラルから内服開始、症状が軽快したら1～1.5mg/kg/日の低容量連日投与で皮疹のコントロールを行なう。また、3mg/kg/日のネオーラルでは症状が改善せず、悪化してきたら5mg/kg/日まで増量して経過を見る。皮疹が軽快してきたら、徐々にネオーラルを減量し、低容量連日投与にて経過観察を行なうのが常である。なお、ネオーラルの主な副作用である腎機能障害や血圧上昇、高カルシウム血症や、ネオーラルの血中濃度に影響を及ぼす併用薬剤の使用にも注意を払うことが大切である。

第 4 章　細菌感染症

4.1　細菌感染症とは

　皮膚細菌感染症の原因の大部分を占める、化膿球菌のブドウ球菌属・レンサ球菌属による限局性の化膿性炎症のことを「膿皮症(のうひしょう)」と呼ぶ。原因菌により、黄色ブドウ球菌性とレンサ球菌性に分けられ、感染部位により汗腺・毛包(もうほう)などの付属器感染症と非付属器感染症に分類される（表4.1）。
　皮膚付属器の膿皮症には、毛包の感染症として毛包炎、癤(せつ)（黄色ブドウ球菌を主体とする毛包性膿皮症）、癰(よう)（隣接する癤が集合性に生じた状態）などがあり、汗腺の感染症としてはエクリン汗腺膿瘍、化膿性汗腺炎

表4.1　膿皮症の分類

原因菌	黄色ブドウ球菌性			レンサ球菌性
部位	付属器感染症		非付属器感染症	非付属器感染症
	汗腺	毛包		
表皮	汗孔炎	Bockhart膿痂疹	伝染性膿痂疹 SSSS*	伝染性膿痂疹
表皮 ｜ 真皮		一部のニキビ、 毛包炎 尋常性毛瘡 慢性膿皮症	ブドウ球菌性丹毒	丹毒
真皮 ｜ 皮下	乳児多発性汗腺膿瘍 化膿性汗腺炎	癤(せつ) 癤腫症 癰(よう)	蜂窩織炎	蜂窩織炎

＊SSSS：ブドウ球菌性熱傷様皮膚症候群　　　　　『抗菌薬使用のガイドライン』（2005）改変

など、また、爪の感染症としては化膿性爪囲炎がある。皮膚付属器と無関係な膿皮症である伝染性膿痂疹には、黄色ブドウ球菌が原因となる水疱性膿痂疹と、レンサ球菌が原因となる痂皮性膿痂疹がある。また、真皮から皮下脂肪織の感染症には丹毒、蜂窩織炎（ほうかしきえん）（蜂巣炎（ほうそうえん））、壊死性筋膜炎などがある。また、慢性膿皮症には、頭部に生じる慢性膿皮症や慢性化膿性汗腺炎、臀部慢性膿皮症などがある（表4.2）。

ここでは純粋な細菌感染症ではないが、ありふれた疾患であるニキビ（痤瘡（ざそう））と小児がよく罹患する細菌感染症の代表的疾患であるとびひ（伝染性膿痂疹（せんせいのうかしん））について概説する。

4.2 痤瘡

4.2.1 痤瘡（ニキビ）の病名の由来

平安時代中頃には「にきみ」と呼んでいたらしい。丘疹が「黍（きび）のように小粒」である、赤色を帯びた穀の「丹黍（にきび）」に似ている、肉にできる黍の意味である「肉きび」の短縮である、などの語源説がある。医学用語の「尋常性痤瘡」はラテン語のacne vulgarisの訳である（西山茂

表4.2 皮膚細菌感染症の病態

1. 皮膚付属器の膿皮症
    毛包の感染症（一部のニキビ、毛包炎、癤、癰）、汗腺の感染症（エクリン汗腺膿瘍、化膿性汗腺炎）、爪の感染症（化膿性爪囲炎）

2. 皮膚付属器と無関係な膿皮症
    ① 表皮の感染症（伝染性膿痂疹）
      水疱性膿痂疹（黄色ブドウ球菌性）
      痂皮性膿痂疹（レンサ球菌性）
    ② 真皮〜皮下脂肪織の感染症
      丹毒、蜂巣炎、壊死性筋膜炎

3. 慢性膿皮症
    頭部に生じる慢性膿皮症（膿瘍性穿掘性頭部毛包周囲炎、禿髪性毛包炎、頭部乳頭状皮膚炎）、慢性化膿性汗腺炎、臀部慢性膿皮症など

『抗菌薬使用のガイドライン』（2005）改変

夫監修『皮膚科の病名由来ア・ラ・カルト』協和企画通信（1994年）より）。

4.2.2 痤瘡はどんな病気か

ニキビは尋常性痤瘡ともいわれ、毛包（毛穴）が詰まってできる小さな発疹のことである。皮脂の分泌が活発になるとともに、毛包周辺の角層（皮膚の一番表面の部分）が厚くなって毛包が詰まると、ニキビができる。顔面以外、胸の上部、肩、背中によくできる毛包脂腺系の慢性炎症性疾患である。細菌感染すると炎症、化膿をおこし、重症化すると瘢痕を残すことがある。

4.2.3 痤瘡の原因

遺伝的素因のほか、内分泌因子による皮脂の分泌亢進、毛漏斗部の角化障害や皮脂の貯留、*P.acnes*（痤瘡桿菌）の増殖などが重要な発症要因とされる。図4.1に発症機序を示す。

4.2.4 痤瘡の種類

痤瘡には、以下のような種類がある。

① 尋常性痤瘡：普通のニキビのこと。

② 新生児痤瘡（新生児ニキビ）：生後2週間から3ヵ月頃に、顔（特に頬）や額に生じやすいニキビで、主に男の子に見られる。この時期に見られる母体由来の男性ホルモンが原因とされている。石鹸を使ってぬるま湯で洗顔を続ければ、生後数ヵ月までには自然に治る。

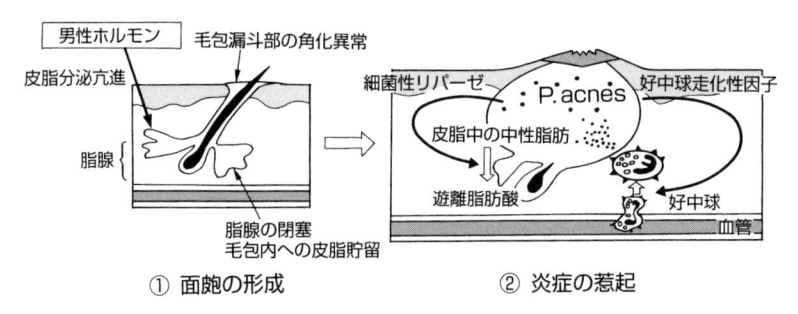

図4.1 ニキビの発症機序（伊藤正俊監修『ざ瘡治療と経口抗菌薬』より引用改変）

③ ステロイド痤瘡（ステロイドニキビ）：ステロイド性抗炎症薬には皮脂の分泌を促す作用があるため、長期間使い続けるとニキビが発症することがある。ステロイド投与後2〜5週間で同じ大きさのニキビが多数生じる。

④ 集簇性痤瘡：思春期後期に発症することが多い重症型のニキビ。面皰、丘疹、膿疱、囊腫などが無数に生じ、化膿を繰り返して肥厚した瘢痕などを形成するのが特徴。女性より男性に多く、数年から20年以上にわたって慢性的に経過する。抗生物質の服用で治療するのが一般的である。

4.2.5 痤瘡の治療法

痤瘡の発症機序（図4.1）から見て、非炎症性皮疹である面皰に対する治療と炎症性皮疹である丘疹、膿疱への治療の二つに大別される。実際の治療は、この両者を併用して行なうことが多い。非炎症性皮疹に対する治療は面皰形成抑制を主目的として行なう。皮脂の分泌を低下させる、毛嚢漏斗部の異常角化を抑制する、もしくは、毛包を閉塞させている異常角質を剝離する、などの方法がある。一方、炎症性皮疹に対する治療は痤瘡桿菌（*P.acnes*）に対し、有効性を示す抗生剤の局所外用もしくは経口投

表4.3 ニキビの重症度別の薬物療法

	軽症	中等症	重症
丘疹・膿疱	わずか〜数個	数個〜多数	無数あるいは広範囲に分布
結節	なし	わずか〜数個	多数
薬物療法	外用薬	外用薬＋経口薬	
治療薬	イオウ含有ローション 外用抗菌薬（ナジフロキサシン－クリンダマイシン） 補助的内服薬：ビタミン剤	外用非ステロイド系抗炎症薬 外用抗菌薬 経口抗菌薬＊ 漢方薬 補助の内服薬（ホルモン薬－ビタミン剤）	

伊藤正俊監修『ざ瘡治療と経口抗菌薬』より引用改変

＊経口抗菌薬：ファロペネム、ミノサイクリン、ロキシスロマイシン、ドキシサイクリン、クラリスロマイシン、クリンダマイシンなど

第4章　細菌感染症

与が主体である。ニキビの重症度別薬物療法のまとめを表4.3に示す。

4.2.6　痤瘡の処方内容例

（a）非炎症皮疹である面皰主体のとき

【軽症】《処方》① 外用：イオウカンフルローション適量塗布。② 内服：フラビタン40mg/日 分2 朝、夕食後。ピドキサール60mg/日 分2 朝、夕食後。シナール3g/日 分3 毎食後。

【解説】イオウには角質剥離作用があり、毛囊漏斗部の角化を除去する目的で用いられる。イオウカンフルローションが代表的であるが、市販薬でも多くの種類の外用剤がある。皮膚への刺激感、かさつきなどの副作用がある。イオウ成分が沈殿しているのでよく混和して使用するが、乾燥後イオウの粉が白く浮き出るので朝は上澄み液のみを用い、夜に混和して使用するように指導するのが一般的である。ビタミンB_2（フラビタン）、ビタミンB_6（ピドキサール）には皮脂分布抑制作用があるといわれているため、またビタミンC（シナール）は痤瘡の炎症後色素沈着を薄くする目的で使用する。

（b）炎症性皮疹である丘疹、膿疱が主体のとき（中等症〜重症）

【例1】《処方》① 外用：ダラシンTゲル適量外用、あるいは、アクアチム軟膏適量外用。② 内服：ミノマイシン200mg/日 分2 朝夕食後、あるいは、クラリシッド400mg/日 分2 朝夕食後。

【解説】外用抗菌薬であるクリンダマイシン（ダラシンTゲル）やナジフロキサシン（アクアチム）による局所療法が第一選択となる。外用療法での治療効果が不十分な場合には、抗菌薬の内服による治療が行なわれる。抗菌薬の内服では*P.acnes*が感受性を示すテトラサイクリン系のミノサイクリン（ミノマイシン）やニューマクロライド系のクラリスロマイシン（クラリシッド）などが繁用される。抗菌薬の内服療法は手軽である反面、長期間の薬剤投与が必要なため、副作用に対する十分な知識と定期的な血液検査が必要である。

【例2】《処方》① 外用：スタデルムクリーム適量外用、あるいはベシ

カムクリーム適量外用。② 内服：ミノマイシン200mg/日 分2 朝夕食後、あるいはクラリシッド400mg/日 分2 朝夕食後。

【解説】非ステロイド系消炎剤であるイブプロフェンピコノール（スタデルムやベシカム）は、アトピー性皮膚炎や顔面の皮膚病を有する患者のニキビに対して、抗菌剤を外用することによって原疾患が悪化してしまうのを避けながら、ある程度ニキビに治療効果を期待できる薬剤ということで有用であるといわれている。抗炎症作用、白血球遊走抑制作用、リパーゼ活性抑制作用があるため、丘疹などの炎症性痤瘡に用いられる。

【例3】《処方》① 外用：上記、例1あるいは例2を使用。② 内服：ファロム600mg/日 分3 毎食後。

【解説】炎症性の痤瘡が強く従来のテトラサイクリン系、マクロライド系の効果が薄い痤瘡にペネム系の抗生剤であるファロペネムナトリウム（ファロム）が *P.acnes* に強い抗菌力を有していることより使用する。副作用に下痢、軟便などがあるため、便秘ぎみの患者には使用しやすいが注意が必要である。

【例4】《処方》① 外用：上記、例1あるいは例2を使用。② 内服：清上防風湯7.5g/日 分3 毎食前、あるいは荊芥連翹湯7.5g/日 分3 毎食前。

【解説】抗生剤の内服ができない患者、漢方治療を希望する患者に使用する。ニキビの赤みが強く隆起しているような患者には清上防風湯を使用する。また顔面の皮脂分泌は多いが、体幹部皮膚は乾燥傾向にあり、鼻炎などを伴っている患者には荊芥連翹湯を使用する。ただ、即効を見る例は少ないため、外用剤と併用して長期経過観察することが大切である。

4.3 伝染性膿痂疹

4.3.1 伝染性膿痂疹（とびひ）の病名の由来

皮膚についた細菌が健康な皮膚につくと、他の箇所や他人にも伝染することがある。火事の火が十数軒おいた家に飛んで燃え移ったりする場合と同じようなので、火が飛び散る「飛火」と書く。ここからこの名称が呼ば

第4章　細菌感染症

れるようになった。医学用語では伝染性膿痂疹というが、これはラテン語の impetigo contagiosa の翻訳である（西山茂夫監修『皮膚科の病名由来ア・ラ・カルト』協和企画通信（1994年）より）。

4.3.2　伝染性膿痂疹とはどんな病気か

黄色ブドウ球菌やレンサ球菌などによる皮膚の感染症の一つである。初発は鼻孔、口囲、下肢に発赤、小水疱、びらん、痂皮などが認められ、全身に拡大する場合がある。擦過傷や虫さされの掻破痕から発症することもある。

4.3.3　伝染性膿痂疹の種類および症状

伝染性膿痂疹には以下のような種類とそれぞれの症状がある。

① 水疱性膿痂疹

【症状】夏季に、主として乳幼児、小児の顔面、体幹、四肢にアズキ大、半球状の水疱が次々に発し、容易に破れてびらん面と化し、白〜黄色の痂皮となる。水疱内容の接触により次々と伝染する。

【原因菌】黄色ブドウ球菌（*S.aureus*）

② 痂皮性膿痂疹

【症状】年齢や季節を問わず突然発症する。膿疱から急速に堆積する痂皮をのせる小豆大〜大豆大、融合するものではさらに大型の病変が形成される。紅斑、膿疱、びらん、痂皮を伴う貨幣状病変となることがある。

【原因菌】化膿性レンサ球菌（*S.pyogenes*）単独あるいは黄色ブドウ球菌との混合感染

4.3.4　伝染性膿痂疹の治療と処方内容例

黄色ブドウ球菌性にはセフェム系やペネム系の抗生剤内服とフシジン酸やナジフロキサシンなどの外用を用いる。化膿レンサ球菌性にはセフェム系、ペニシリン系、ペネム系の抗生剤の内服、しかも感染後腎炎の予防のため10日ほどは治療を継続する。臨床では黄色ブドウ球菌、化膿レンサ球菌の混合感染も多いため幅広い抗菌力のある抗生剤の内服が必要である。また、局所を清潔にすることが一番大事で、石鹸を用いてシャワーにてよ

く洗い流すことが大切である。

(a) 病変部が限局している場合

【軽症】《処方》① 外用：イソジン消毒液適量外用後しばらくしてから流水で洗い流す。朝：テラジアパスタ適量外用。夜：アクアチム軟膏もしくはゲンタシン軟膏の上に亜鉛華軟膏を重ね塗り。② 内服：特に必要なし。

【解説】とびひの病変部が顔や体の一部などに限局している場合、最初は外用のみで治療を行なう。テラジアパスタなどで病変部位を乾かし、ナジフロキサシンなどの抗菌剤外用にて殺菌する。

(b) 病変部が広範囲の場合

【中等症～重症】《処方》① 外用：イソジン消毒液適量外用後しばらくしてから流水で洗い流す。朝：テラジアパスタもしくはフシジンレオ軟膏適量外用。夜：アクアチム軟膏もしくはゲンタシン軟膏の上に1％アクリノール入り亜鉛華軟膏を重ね塗り。② 内服：（体重10kgの患児の場合）セフゾンドライシロップ120mg/日 分3 毎食後7日～10日。あるいは、ファロムドライシロップ180mg/日 分3 毎食後7日～10日。かゆみの強いときは以下を追加。セルテクトドライシロップ10mg/日 分2 朝、夕食後7日～10日。

【解説】とびひの病変部が体全体、全身に存在するときは抗生剤の内服が必要である。外用剤も殺菌作用の強いフシジンレオ軟膏や消毒剤をいれた1％アクリノール加亜鉛華軟膏（通称リババチ）を使用して殺菌、病変部の早期の乾燥化をはかる。内服は小児に対してセフェム系のセフゾンを1日9～18mg/kg、またはペネム系のファロムを1日15～30mg/kgを3回に分割して経口投与する。腎炎予防のために10日ほどの内服継続が望ましいが、下痢などの副作用にも十分注意して使用することが大切である。

第5章 真菌感染症

5.1 真菌症とはどんな病気か？

　真菌による感染症を真菌感染症、簡単に真菌症というが、ヒトに病原性を有する真菌は、多種多様存在する真菌の一部である。一般に、真菌症はその発症様式により原発性、続発性、あるいは外因性、内因性に分類されるが、臨床的には病巣が表皮、毛髪、爪、粘膜など生体表面にとどまるものを表在性真菌症、病変が皮膚の真皮からリンパ節、さらに内臓諸臓器を侵すものを深在性真菌症と分類されている。皮膚科外来で診察する皮膚真菌症の99％以上は白癬、カンジダ症、癜風の表在性真菌症である。そこでここでは、代表的な白癬症である足白癬と爪白癬について概説する。

　足白癬は、一般的には水虫という俗称で呼ばれることが多い。水虫という名前が初めて文献に登場したのは江戸時代になってからである。田んぼ仕事をする季節になると足のポツポツとした水疱ができ、これがムズムズして痒い。当時は白癬菌に対する知識はなく、水の中にある正体不明の虫にでも刺されたと思いこんでいたようである。これが"水虫"という名の由来である（西山茂夫監修『皮膚科の病名由来ア・ラ・カルト』協和企画通信（1994年）より）。

5.2 足白癬はどんな病気か

5.2.1 足白癬の原因菌

　足白癬は皮膚糸状菌によって生じる真菌症である。*Trichophyton rubrum*（以下 *T.rubrum*）、*Trichophyton mentagrophytes*（以下、*T.mentagrophytes*）が主な原因菌であり、両者で足白癬をきたす原因菌の95％以上を占める。

5.2.2 足白癬の罹患率

わが国では足白癬に罹患している人はおよそ2100万人（約5人に1人）いるといわれている。発症頻度に性差はない。年齢別発症頻度は10歳以下の幼少児の罹患率は3％以下で、20歳代より急激に増加し、20、30歳代の青壮年層が全症例の約半数を占めるとされている。

5.2.3 足白癬の感染経路

白癬病巣から剥がれ落ちた鱗屑内には白癬菌が存在し、これらの鱗屑は家庭内の畳、床、絨毯に撒き散らされており、特に、スリッパや風呂場の足ふきマットからは高率に白癬菌が分離される。そして白癬菌は鱗屑内で長期間生存しているため、これが感染源になる。しかし、そう簡単に足白癬が発症するわけではなく、感染成立にはこれらの鱗屑が長時間足に付着し、足が多汗、不潔といった白癬菌の発育に好都合な局所の環境要因を備えていることが重要である。

5.2.4 足白癬の症状と病型

足白癬には趾間型、小水疱型、角質増殖型の三つのタイプがある。

① 趾間型：足の趾の間（趾間）が赤くなって皮がむけたり、ただれてジメジメしたり、皮が白くふやけたりする。

② 小水疱型：足の裏や側面、趾の腹などに細かな小水疱ができてまわりが赤くなる。また日が経つと乾いてかさぶたになる。小水疱ができたときには強いかゆみを訴えることが多い。

③ 角質増殖型：足の裏全体がカサカサして厚く硬くなり、ボロボロと皮がむけたり、踵がひび割れてアカギレのようになることもある。かゆいことはほとんどない。足白癬の約7～8％に見られる最も頻度の少ない病型であるが、爪の水虫（爪白癬、後述）との合併も見られるので注意が必要である。

5.2.5 足白癬の真菌検査法

足白癬の診断は上記のような臨床症状からある程度可能であるが、いくつかの疾患と鑑別が重要である。足白癬との鑑別を要す疾患を表5.1に示

第5章　真菌感染症

す。

　臨床症状のみでは皮膚科専門医でも誤診がありえる。そこで必ず直接検鏡を必要とする。足白癬の確定診断には、病変部に真菌が存在することを証明しなければならない。

　白癬菌は表皮、特に角層に存在するので、皮膚のごく表層のみをメスか鋏で採取する。採取した検査材料をスライドグラスの上にのせ、10〜30％のKOH液を滴下し、カバーグラスをかぶせ、コンデンサーを落とした顕微鏡で観察する（図5.1）。ただし、従来のKOH液では鏡検までに時間を要し、透徹度が悪く、菌要素の検出が必ずしも容易ではなかった。しかし、1966年に、Zaias と Taplin によって考案されたジメチルスルホキシド（DMSO）添加水酸化カリウム液（ズーム液）による方法は、透徹がよく、

表5.1　足白癬との鑑別を要する疾患

① 小水疱型：掌蹠膿疱症、汗疱（異汗性湿疹）、接触皮膚炎、湿疹、疥癬など
② 趾間型：接触皮膚炎、湿疹、紅色陰癬など
③ 角質増殖型：ヒビ、アカギレ、胼胝性湿疹、先天性手掌足蹠角化症、掌蹠膿疱症など

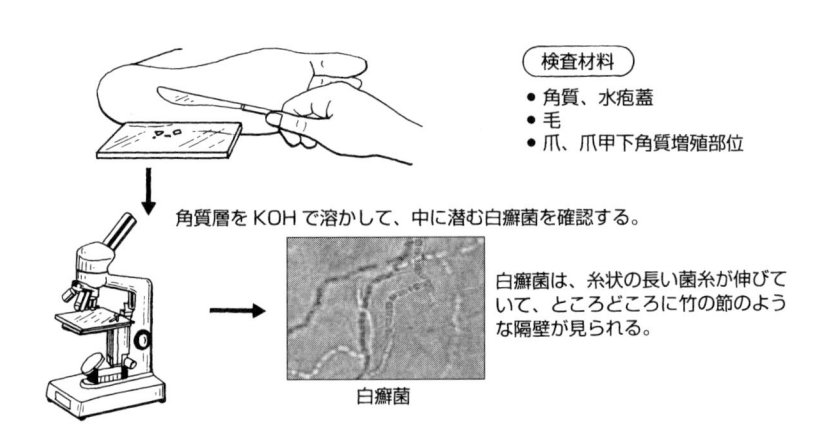

検査材料
- 角質、水疱蓋
- 毛
- 爪、爪甲下角質増殖部位

角質層をKOHで溶かして、中に潜む白癬菌を確認する。

白癬菌は、糸状の長い菌糸が伸びていて、ところどころに竹の節のような隔壁が見られる。

白癬菌

図5.1　白癬の診断（顕微鏡検査）

短時間で菌の検出ができるようになった。

5.2.6 足白癬の治療法と処方内容例

（a）直接鏡検で菌陽性（菌が見つかったとき）の場合

(1) 軽いびらん、亀裂が目立つとき

【例】《処方》 ① テラシアパスタ、もしくは、亜鉛華軟膏ガーゼ塗布。② アトラント軟膏1日1回塗布。

【解説】 まずびらん、亀裂を治すためテラジアパスタ、亜鉛華軟膏などで病変部を乾かす。そのあとに殺菌のある抗白癬薬を塗布する。びらん部分などに直接、抗真菌薬を塗布すると、抗白癬薬による接触皮膚炎などを引き起こす可能性があるため避ける。また、びらん部にはクリームの外用剤は禁忌である。

(2) 鱗屑、小水疱が目立つとき

【例】《処方》 ① ゼフナートクリーム1日1回塗布。② パスタロンソフト1日1回塗布。①の上に②を重ね塗り。

【解説】 鱗屑などが強い症状のときはまず抗白癬薬のゼフナートクリームで殺菌し、その上を尿素含有クリームであるパスタロンソフトの重ね塗りをする。抗白癬薬の効果を上げるとともに鱗屑、乾燥を治す効果も期待して使用する。

(3) 角質の肥厚、増殖が目立つとき

【例】《処方》 ① アスタット軟膏。② 10%サリチル酸ワセリン。1日1回①の上に②を重ね塗り外用。③ ラミシール錠（125mg）1錠 分1 食後 内服28日分。

【解説】 角質増殖型足白癬の場合、抗真菌剤の内服が必要となることが多い。外用剤のみではなかなか難治である。外用剤も単独の抗白癬薬だけでなくサリチル酸を含んだ軟膏を重ね塗りをすることで角質層を溶かし、抗白癬薬の効果をあげるように工夫することが大切である。

(4) 発赤、腫脹が目立つとき（細菌感染の合併が疑われるとき）

【例】《処方》 ① ルリコンクリーム1日1回外用。② 亜鉛華軟膏1日1回外

第 5 章　真菌感染症

用。①の上に②を重ね塗り。③ セフゾン（100mg）3錠 分3 4～5日。

　【解説】足白癬の患者は、ひっかき傷や不潔病変部位より細菌感染の合併を起こしていることがよく見られる。この場合、白癬菌だけでなく抗生剤などを用いて細菌感染の治療も合わせて行なう。細菌感染の重篤な場合、蜂窩織炎（ほうかしきえん）になるときもあり、そのときは抗生剤などの点滴静注が必要になることもある。

　(5) 湿潤型でびらん、浸軟がひどいとき

　【例1】接触皮膚炎、細菌感染合併のとき：《処方》① テラジアパスタもしくは亜鉛華軟膏。② マイザー軟膏。①と②をまぜて患部に1日1回ガーゼ塗布。びらん、浸軟がとれたら、③ ニゾラールクリーム1日1回塗布。上記外用剤に加えて下記内服を追加。

　《処方》① セフゾン（100mg）3錠 分3 4～5日分。② ロキソニン（60mg）3錠 分3 4～5日分。③ セルベックス（50mg）3錠 分3 4～5日分。④ イトリゾール（50mg）4錠 分2 4～5日分　時に腫張が強いときは、⑤ プレドニン（5mg）2～4錠 分1～2 3日分。

　【例2】接触皮膚炎のみのとき：《処方》① テラジアパスタもしくは亜鉛華軟膏。② マイザー軟膏。①と②をまぜて患部にガーゼ塗布。びらん、浸軟がとれたら、③ ニゾラールクリーム1日1回塗布。④ イトリゾール（50mg）4錠 分2 4～5日分。

　【解説】湿潤型で浸軟がひどく、びらんしているような場合は、抗白癬薬の外用で悪化する場合が多い。このようなときは、びらん部にテラジアパスタや亜鉛華軟膏を貼布し、抗白癬薬の内服を行ない、びらん面が消失してから抗白癬剤の外用を行なった方がよい。前述したように、びらん面に抗白癬薬を直接外用するとかぶれることがあり、特に、一般市販水虫薬にはクロタミトン、塩酸ジブカインなどのかゆみ止めの薬が配合されているため、接触皮膚炎を生じやすい。接触皮膚炎を合併した場合は抗白癬薬の内服と同時にステロイドの外用が必要で、腫張が強い場合はステロイドの内服も必要になる場合がある。また白癬病巣の傷口から細菌感染を起こ

し、蜂窩織炎、リンパ管炎を併発することがあるが、このような場合はただちに抗生剤の投与が必要である。

(b) 直接鏡検で菌陰性（菌が見つからなかったとき）の場合

【例】《処方》キンダベート軟膏1日1回外用。

【解説】菌のいそうな場所を鏡検しても菌がいない場合は湿疹、皮膚炎を考え副腎皮質ホルモン（ステロイド）剤を外用、1週間ほど様子を見る。軽快していたら、そのままステロイド外用を継続する。悪化、もしくは変化がなければもう1度鏡検して菌がいたら抗白癬薬外用を行なう。慎重な真菌検査、頻回な鏡検が必要である。最近は、市販の抗白癬薬（水虫薬）が多く出回っており、患者自らが自己判断でそれらを外用して悪化させて皮膚科クリニックを受診する例があとをたたない。自己判断で市販の外用薬をむやみに塗布せず、きちんと皮膚科専門医に診断、治療してもらうように指導することが大切である。

5.3 爪白癬はどんな病気か？

5.3.1 爪白癬の原因菌と罹患数

足白癬と同様で *T.rubrum* と *T.mentagrophytes* が主な原因菌である。爪白癬に罹患している人はわが国ではおよそ1200万人、約10人に1人はいるといわれている。性差はほとんどない。

5.3.2 爪白癬の感染経路

足白癬とほぼ同様であるが、白癬菌の爪への侵入によって起こる。足の水虫歴が長いほど、爪白癬にもかかっている人の割合が大きくなる。角質増殖型の足白癬との合併も多い。また逆に、難治な爪白癬は足白癬などに菌を供給していることもある。

5.3.3 爪白癬の真菌検査法

爪白癬の確定診断には、病変部に真菌が存在することを証明しなければならない。足白癬と同様、KOH法で真菌の証明を行なう。爪白癬の診断は臨床症状からある程度可能であるが、足白癬以上にいくつかの疾患と鑑

表5.2 爪白癬との鑑別を要する疾患

① 厚硬爪甲(こうこうそうこう)
② Arched nail
③ Yellow nail syndrome
④ 生理的な白色線条
⑤ 乾癬の爪病変
⑥ 掌蹠膿疱症の爪病変
⑦ 円形脱毛症の爪病変
⑧ 扁平苔癬の爪病変

別が重要である。爪白癬との鑑別を要する疾患を表5.2に示す。

足白癬と同様に臨床症状のみでは誤診がありえる。そこで必ず直接検鏡が必要である。

5.3.4 爪白癬の症状と病型

爪白癬の症状および病型には以下のようなものがある。

① 遠位・側縁部爪甲下型：爪の遠位・側縁部から白く混濁し、全層の爪に広がっていく。爪白癬の代表的な病型

② 近位部爪甲下型：爪の根元から先端に向かって病変が進行するタイプ

③ 表在白色型：爪の表層のみを冒すタイプ。外用剤だけでも治療可能なタイプ

④ 全層異形成型：爪全層が白癬菌に冒され、爪の変形もきたすタイプ。いわば爪白癬の終末像

5.3.5 爪白癬の治療法と処方内容例

爪白癬の治療は表在白色型を除いて抗白癬薬外用だけでは治らず、抗白癬薬の内服を必要とする。これは外用薬だけでは爪の中まで薬剤が浸透しにくく、なかなか菌まで有効成分が届かないからである。一方、飲み薬（内服薬）は血流にのって爪まで運ばれる。そして爪の根元や内側から白癬菌に直接作用する（図5.2）。

5.3 爪白癬はどんな病気か？

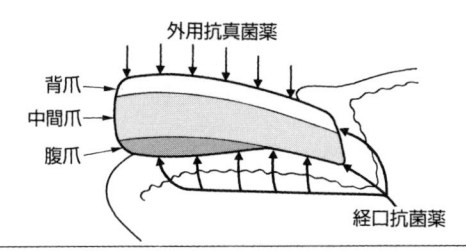

外用抗真菌薬

背爪
中間爪
腹爪

経口抗菌薬

① 薬は爪甲内へ、爪母および爪床全体から拡散し、爪甲遠位端に約14日で到着する。
② ケラチン親和性が強いため、爪甲内の薬物濃度は、通常、菌の MIC を超える。
③ 投与中止後も2～3ヵ月間は有効濃度が持続する。

図5.2 爪組織に対する外用薬と内服薬の違い

| パルス療法を始めた月 | 2ヵ月目 | 3ヵ月目 | 1日400mg(分2) |

1週間飲む　1週間飲む　1週間飲む

3週間休む　3週間休む　3週間休む　6ヵ月～1年の観察フォロー

治療開始　　　　　　　　お薬を飲む期間の終了

合計21日間飲む

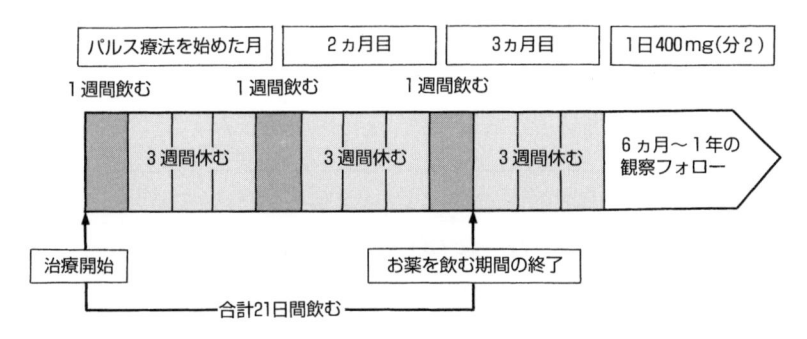

図5.3 イトラコナゾールのパルス療法

【例】《処方》① ラミシール（125mg）1錠、分1、夕食後内服。約半年間、毎日内服、もしくは、② イトリゾール（50mg）8cap、分2、朝夕食後内服を1週間内服する。これを1クールとして3週間の休薬期間を設けて3クール繰り返し内服（パルス療法）する。合計21日間内服する（図5.3）。

【解説】わが国での爪白癬の治療は、上記二つの内服薬が主に用いられている。塩酸テルビナフィン（商品名ラミシール）の連日内服療法か、イトラコナゾール（商品名イトリゾール）のパルス療法である。両薬剤の構造式を図5.4に示す。両薬剤の利点、欠点を表5.3に示す。どちらの薬剤も

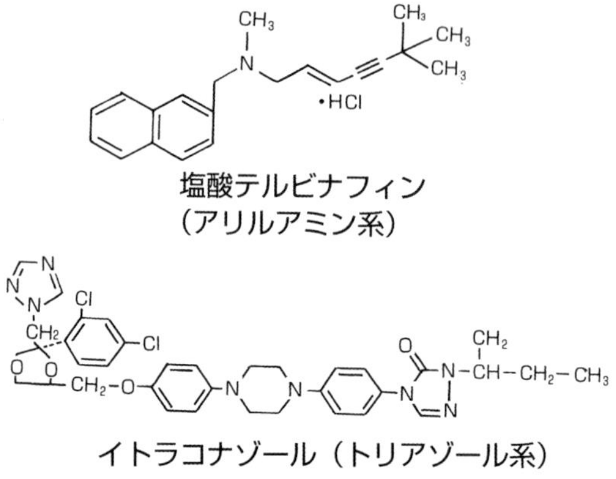

第5章 真菌感染症

塩酸テルビナフィン
（アリルアミン系）

イトラコナゾール（トリアゾール系）

図5.4 塩酸テルビナフィンとイトラコナゾールの構造式（山口英世『病原真菌と真菌症』（改訂3版）南山堂（2005）より引用）

表5.3 塩酸テルビナフィンとイトラコナゾールの利点・欠点

	塩酸テルビナフィン	イトラコナゾール
利点	・皮膚糸状菌に対して強力な殺真菌作用を示す。 ・イトラコナゾールに比べ薬価が安い。 ・1日あたりの服薬量が少ない。（1日1回1錠）	・パルス療法をすることにより、投与期間は3ヵ月間（服用期間は3週間）である。そのため服薬期間が短縮するため、総投与量を減らすことができる。 ・白癬菌以外のカンジダ菌に対しても強力な殺真菌作用を示す。
欠点	・肝障害がおきるおそれがある。投与中は血液検査が必要 ・投与期間が平均6ヵ月と長い。	・薬価が高い。 ・種々の薬剤との相互作用がある。禁忌薬がある（一緒に飲めない薬が多い）。 ・1日あたりの服薬量が多い。（1日2回8カプセル）

有効であり優劣つけがたい。患者の内服状況、全身状態、合併症、年齢などを考慮して薬剤を選択することが望ましい。このような新しい飲み薬が開発されたことで、爪白癬は、きちんと治療すれば患者の約7割から8割が完治するといわれている。根気よく治療を続けることが大切である。

第6章 蕁麻疹

6.1 蕁麻疹の病名の由来

イラクサという植物がある。漢字で「刺草」、「蕁麻」などと書き、俗名「いたいた草」である。学名を *Urtica thunbergiana* という（イラクサ科が *Urticaceae*）。それで、この草に触れた後の皮膚病変と同じ浮腫性皮疹を蕁麻疹といい、世界中でUrticariaと呼ばれるようになったといわれている（西山茂夫監修『皮膚科の病名由来ア・ラ・カルト』協和企画通信（1994年）より）。

6.2 蕁麻疹とはどんな病気か

蕁麻疹は、赤み（紅斑）をともなう一過性、限局性の皮膚の浮腫が病的に出没する疾患である。皮膚の真皮には蕁麻疹の原因となるヒスタミンなどを蓄えている細胞（肥満細胞またはマスト細胞と呼ばれている）が存在する。この肥満細胞が何らかの刺激を受けると、ヒスタミンなどが放出される。このヒスタミンが皮膚の毛細血管に作用すると、血液成分が血管外へ漏れだして皮膚にミミズ腫れやブツブツ（膨疹）と赤み（紅斑）をもたらし、また、皮膚に存在する神経に作用してかゆみを生じさせる（図6.1）。その発生機序には、アレルギー性と非アレルギー性とがある（図6.2）。皮膚ないし粘膜の深部に限局性浮腫を生じる場合は、特に血管性浮腫と呼ぶ。通常、個々の皮疹は24時間以内に消退し、色素沈着、落屑などを伴わない。

第6章 蕁麻疹

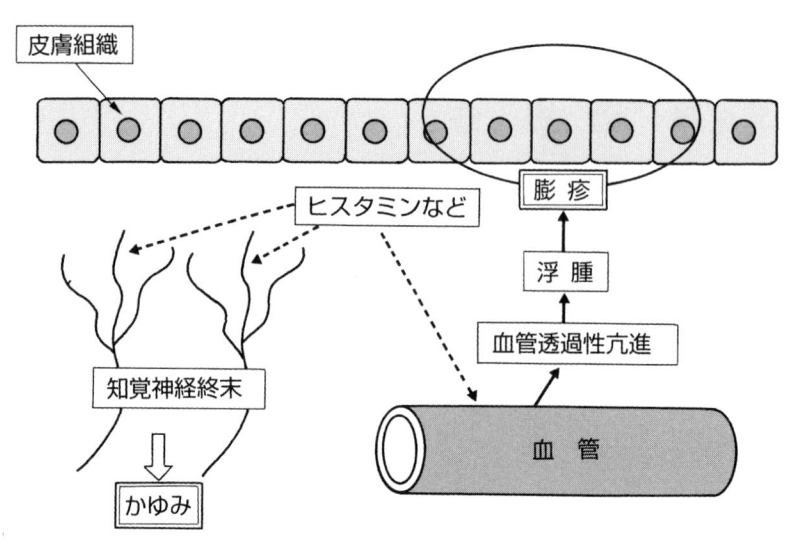

図6.1 蕁麻疹の症状発現機序

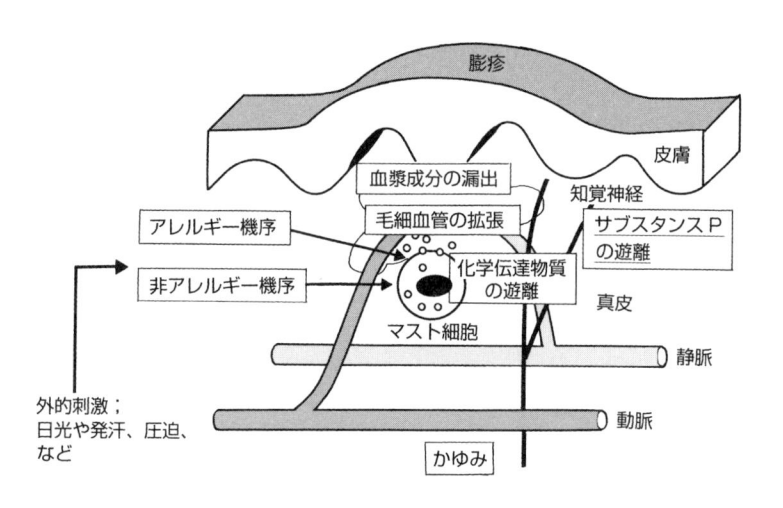

図6.2 蕁麻疹のメカニズム

6.3 蕁麻疹の原因

毎日繰り返し症状が起こる蕁麻疹患者の約70％以上の人では原因が不明である。原因が明らかなものとして食品、薬剤、感染などの基礎疾患、物理的刺激などがある。

① 食品：原因となる食物は魚介類に多く、アジ、サバ、マグロ、イワシなど背の青い魚で多く起こる。その他に、鶏卵、牛乳、ピーナッツなどがある。

② 薬剤：蕁麻疹の原因として最も多いものである。原因薬剤として多いものは、抗生物質（ペニシリン、セフェム系）、サルファ剤、アスピリン（解熱鎮痛剤）などがあげられる。

③ その他：蕁麻疹が感染症、運動、発汗、ひっかき、圧迫などに起因することがある。

6.4 蕁麻疹の種類

蕁麻疹には個々の症例の重症度、緊急性、および各病型の特徴を踏まえて対処することが大切である。蕁麻疹ガイドラインでは、蕁麻疹を3グループ、13の病型に分け、それぞれに対する治療内容を以下に示した。なお、医療機関を訪れる蕁麻疹患者の中では特発性の蕁麻疹が最も多く、Ⅰ型アレルギーによるものは数％以下にとどまる。

（Ⅰ）特発性の蕁麻疹（明らかな誘因がなく、毎日のように繰り返し症状が現われる）

① 急性蕁麻疹：発症して1ヵ月以内のもの。細菌ウイルス感染などが原因となっていることが多い。

② 慢性蕁麻疹：発症して1ヵ月以上経過したもの。原因を特定できないことが多い。自己免疫性のしくみで起こるものがある。

（Ⅱ）特定刺激ないし負荷により皮疹を誘発することができる蕁麻疹（刺激が加わった場合のみ症状が現われる）

第6章 蕁麻疹

　③ 外来抗原によるアレルギー性の蕁麻疹：食物や薬剤、植物などに含まれる抗原物質に生体が曝されて起こる。
　④ 食物依存性運動誘発アナフィラキシーにおける蕁麻疹：特定の食物摂取後2～3時間以内に運動すると、蕁麻疹、気分不良、呼吸困難などのアナフィラキシー症状を起こす。
　⑤ 外来物質による非アレルギー性の蕁麻疹：特定の食物、薬剤、食物により起こるがIgEが関与しない。
　⑥ 不耐症による蕁麻疹：アスピリンを始めとする消炎鎮痛薬、色素、防腐剤、サリチル酸を多く含む食品などにより起こる。
　⑦ 物理性蕁麻疹：機械的擦過（機械性蕁麻疹）、冷水、冷風などで皮膚（体）が冷えること（寒冷蕁麻疹）、日光にあたること（日光蕁麻疹）などの物理的刺激により現われる。
　⑧ コリン性蕁麻疹：入浴や運動、精神的緊張などの発汗刺激による起こる。一つ一つの皮膚の膨らみが1～4mmと小さい。
　⑨ 接触蕁麻疹：皮膚に何らかの物質が接触すると、その部位に一致して生じる。
　（Ⅲ）特殊な蕁麻疹または蕁麻疹類似疾患
　⑩ 血管性浮腫：唇やまぶたなどが突然腫れあがり、2～3日かけて元に戻る。多くの場合かゆみはない。まれに遺伝。
　⑪ 蕁麻疹様血管炎：蕁麻疹に似るが、個々の皮疹が24時間以上持続し、組織学的に血管炎が証明される。全身性エリテマトーデスの初期症状のことがある。
　⑫ 振動蕁麻疹（振動血管性浮腫）：局所的な振動負荷により蕁麻疹または血管性浮腫が生じる。
　⑬ 色素性蕁麻疹：褐色の斑または局面が単発または多発する。組織学的には良性のマスト細胞が異常に増殖したもの。皮疹部を擦過すると膨疹が現われる。

6.5 蕁麻疹の治療法

蕁麻疹の治療の基本は、原因、悪化因子の除去、回避と、抗ヒスタミン薬（H_1受容体拮抗薬）を中心とした薬物内服療法である。皮疹を誘発できるタイプのものでは、症状誘発因子の同定ないし確認とそれらの因子を回避することが大切で、特発性の蕁麻疹では対症的な薬物療法がより重要である。C1インヒビター不全による血管性浮腫では、予防的にトラネキサム酸、蛋白同化ホルモンを内服し、重篤な発作時にはC1インヒビター製剤を点滴する。蕁麻疹がアナフィラキシー（様）ショックの部分症状として出現している場合は気道および全身的な循環血液量の確保を優先する。

6.6 蕁麻疹の処方内容例

6.6.1 かゆみの強い場合

【例1】《処方》ジルテック10mg/日 分1 就寝前。

【例2】《処方》アレロック10mg/日 分2 朝、夕食後。

【解説】急性蕁麻疹の場合、かゆみの強さを訴える患者が多い。そこで血中濃度の立ち上がりが早い薬剤を選択する。ジルテック、アレロック、ともに即効性が期待できる薬剤である。ただし、ねむけを催す薬剤でもあるので内服後は車の運転や細かい仕事の従事を避けなければならない。

6.6.2 通常の抗アレルギー薬では蕁麻疹のかゆみがとれない場合

【例】《処方》セレスタミン2錠/日 分2 朝食後、就寝前。

【解説】通常の抗ヒスタミン（第二世代のH_1受容体拮抗薬）では効かない患者に使用する。セレスタミンは副腎皮質ホルモン剤（ステロイド剤）と抗ヒスタミン剤の合剤である。効き目はよいがステロイドが含まれていることもあり短期間の使用にとどめることが必要である。症状の程度で錠数の増減を行なう。眠気も強いので注意。

6.6.3　かゆみは強いが眠気を回避させたい場合

【例1】《処方》アレグラ120mg/日　分2　朝、夕食後。

【例2】《処方》クラリチン10mg/日　分1　夕食後。

【解説】活動世代、特に20代から50代の患者によく使用される。眠気をほとんど催さないので車の運転も原則的には大丈夫である。

6.6.4　かゆみはそれほどではないが慢性に経過している蕁麻疹の場合

【例1】《処方》アレジオン20mg/日　分1　夕食後。

【例2】《処方》エバステル10mg/日　分1　夕食後。

【解説】急性、慢性蕁麻疹にも使える両薬剤である。1日1回の内服で済むことから患者のコンプライアンスが高まる。ただし、エバステルは急激な血中濃度の上昇がないので、急性より慢性の蕁麻疹に有効である。

6.6.5　蕁麻疹の原因に精神的影響が強く考えられる場合

【例】《処方》アタラックスP 25mg/日　分1　就寝前。

【解説】ストレスその他の精神的影響が何らかに蕁麻疹の発症に影響を及ぼしていると考えられた場合処方する。アタラックスは第一世代のH_1拮抗薬であり、精神神経系にも穏やかに作用することを利用しての使用である。

第7章 脱毛症

ここでは脱毛症のうち円形脱毛症（Alopecia areata：AA）と男性型脱毛症（Androgenetic Alopecia：AGA）について概説する。

7.1 円形脱毛症（AA）

7.1.1 円形脱毛症はどんな病気か

先行病変なく、突然円形ないし楕円形の脱毛巣が生じる。頭毛に生じることが多いが、その他、眉毛、鬚毛、陰毛などにも生じ得る。単発ないし多発し、爪甲大より手掌大まで大きさはさまざま、脱毛巣にゴミのような黒点の多発をみることがあり、短い黒い毛でこれを miniature hair と呼ぶ。抜去すると感嘆符毛（exclamation mark hair）といわれる形を示す。

7.1.2 円形脱毛症の病因と発症年齢

真の病因は不明。一般には精神的ストレスが原因で生じると信じる向きもあるが、それだけで生じるものではない。毛母細胞が何らかの原因により障害されることによって起こる。栄養障害説、病巣感染説、自律神経障害説、遺伝説、自己免疫説などがある。自己免疫性疾患（アトピー性皮膚炎や慢性甲状腺炎、SLEなどの膠原病など）に本症がしばしば合併して見られることから自己免疫説が注目されている。皮膚科患者の約2〜5％の頻度で、どんな年齢でも発症するが、青年、学童に好発する。

7.1.3 円形脱毛症の病型

脱毛斑の数や範囲で以下のように分類されている。

① 単発型：脱毛斑が1ヵ所
② 多発型：脱毛斑が複数ヵ所
③ 全頭型：頭部全体の脱毛

④ 汎発型：頭髪、眉毛、睫毛、体毛などの全身の脱毛
⑤ 蛇行型：頭髪の生え際に沿う帯状の脱毛

7.1.4 円形脱毛症の鑑別疾患

鑑別疾患を以下に示す。

① 男性型脱毛症（壮年性脱毛症）：病的なものではなく加齢変化による生理的な脱毛のこと。DHT（ジヒドロテストステロン）や遺伝が関係する。

② 薬物による脱毛症：薬剤により毛母細胞の分裂が急激に抑制されて起こる成長期脱毛が大部分である。多くは抗腫瘍剤、抗甲状腺剤などに引き起こされる脱毛症である。

③ 外傷性脱毛症（機械的脱毛症）：索引性脱毛症と抜毛症（ばつもうしょう）（トリコチロマニア）がある。索引性脱毛症は、毎日強く引っ張ってまとめ髪をしているうちに脱毛が生じるもの。抜毛症は、精神的衝動にかられ、自らの手で毛髪を引き抜くことにより脱毛を生じるものである。

7.1.5 円形脱毛症の治療法および処方内容例

（a）単発型の脱毛の場合

【例】《処方》フロジン液1日数回塗布。

【解説】単発型ですでに再生毛のある場合は無治療でも多くは治癒するが、塩化カルプロニウム溶液（フロジン液）を1日2〜3回塗布あるいは被髪部全体にふりかけてマッサージすると効果的である。

（b）進行中の単発型や多発型の脱毛の場合

【例】《処方》① フロジン液1日数回塗布、に加えて、② アンテベートローション1日1回夜に塗布する。

【解説】少し進行中の例や多発型ではステロイドのローションを併用して発毛を促進させる。

（c）進行中の単発型や多発型の脱毛の場合（外用治療だけでは難治な場合）

【例】《処方》③ セファランチン6mg 分3 14日分。④ グリチロン6錠 分

3　14日分．

【解説】塩化カルプロニウムやステロイド外用に加えて上記内服を併用し，発毛を促進させる．以上の外用，内服療法でも効果が見られなければ，紫外線療法，メトキサレン（オクソラレン）を塗布してUVA（長波長紫外線）を照射する外用PUVA療法なども組み合わせて行なう．また，冷凍療法として雪状炭酸圧抵（ドライアイス）や液体窒素療法なども行なう場合がある．

（d）広範囲の多発型、全頭型、汎発型、蛇行型

【例1】《処方》メチルプレドニゾロン500mg/日×3日間

【解説】発症から約半年の比較的病初期では，ステロイドミニパルス療法を行なう．特に，進行性の脱毛があり，上記の型に移行しつつあるときに有効である．

【例2】《処方》① DPCP（diphencypropenone）外用、もしくは、② SADBE（squaric acid dibutylester）外用

【解説】発症から1年以上経ている例や難治例には，局所免疫療法としてDPCP療法やSADBE療法が用いられる．高濃度のDPCPやSADBEで感作した後で，低濃度の薬液を患部に塗布し，軽度の皮膚炎を惹起することによって発毛を促すもので，重症の脱毛症に限って使用されることが多い．

7.2　男性型脱毛症（AGA）

7.2.1　男性型脱毛症はどんな病気か

思春期以降に始まり前頭部と頭頂部の頭髪が薄くなり，最終的には後頭部と側頭部を除いて脱毛が進行する．終毛（硬毛）の軟毛化が引き起こされる（毛が細く短くなる）．親，兄弟，祖父母に脱毛症を認めることが多い．

7.2.2　男性型脱毛症の病因と病型

男性ホルモンの標的組織では，テストステロンが5α-還元酵素によりジヒドロテストステロン（DHT）に転換される（図7.1）．このホルモンが遺

第7章 脱 毛 症

- ジヒドロテストステロン(DHT)の働きによって、徐々に硬毛を軟毛化(ミニチュア化)する
- 5α-還元酵素は、テストステロンをより強力な男性ホルモンであるDHTへ変換する
  - 5α-還元酵素にはⅠ型、Ⅱ型の2つのアイソザイムがある
  - 5α-還元酵素Ⅱ型は、前頭部〜頭頂部の毛包に分布する
- 脱毛部の組織には、DHTが高濃度に分布する

テストステロン → (5α-還元酵素) → ジヒドロテストステロン(DHT)

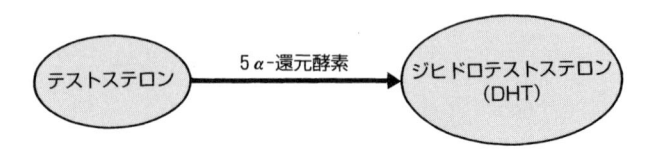

図7.1 男性型脱毛症におけるDHTの働き (Cather, J. C. et al., Cutis **64** (3), 167-172 (1999) より引用改変)

伝的基盤のある人の毛組織に作用し、成長期が短縮し、休止期毛の割合が増加する。毛周期を繰り返しながら毛包のサイズは縮小し、終毛が軟毛へと逆転換することにより起こる。

AGAの病型(Norwood-Hamilton分類)と進行パターンを図7.2に示す。

7.2.3　男性型脱毛症の治療法および処方内容例

現在、AGAの治療薬には飲む(内服)タイプのフィナステリドと、頭皮につける(外用)タイプの塩化カルプロニウム、ミノキシジルがある。

(a) 外用

【例1】《処方》フロジン液1日2〜3回適量を患部に塗布、あるいは、被髪部全体にふりかけ軽くマッサージする。

【解説】局所血管拡張作用による発毛促進作用をさせるために、5%塩化カルプロニウム剤であるフロジン液を使用する。これは医療機関でしか手に入らない。一般用医薬品として薬局で手に入るものとして濃度の薄い2%塩化カルプロニウム(商品名カロヤンガッシュ)がある。

【例2】《処方》リアップ1日2回、1回1mlを脱毛している頭皮に塗布する。

7.2 男性型脱毛症（AGA）

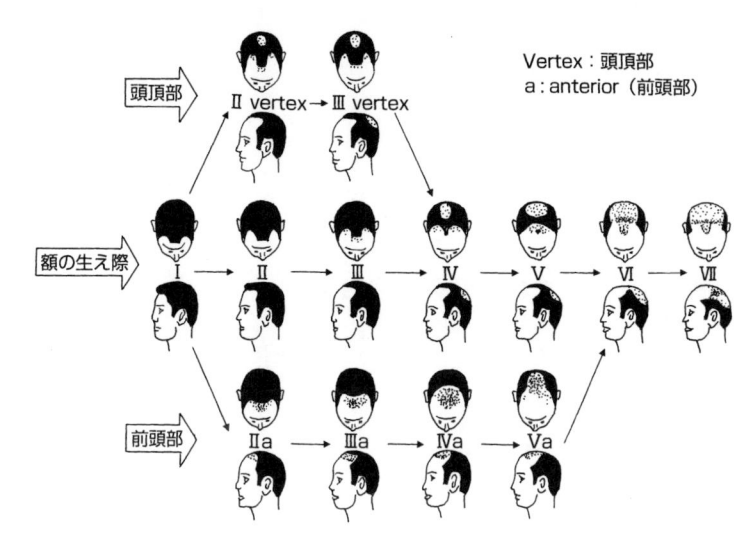

図7.2 男性型脱毛症の進行パターン（Norwood, O. T., *South. Med. J.* **68**（11），1359‒1365（1975）より引用作図）

　【解説】1％ミノキシジル剤であるリアップは、一般用医薬品として薬局にて手に入る薬剤である。局所血管拡張作用および毛乳頭細胞増殖促進作用を目的に使用する。
　(b) 内服
　【例】《処方》プロペシア（1mg）1錠1日1回服用
　【解説】プロペシア（フィナステリド）の作用は5α‐還元酵素を阻害することによりテストステロンからジヒドロテストステロン（DHT）に転換されるのを阻害して、抜け毛の原因物質であるDHTの産生を抑え、抜け毛の進行を抑える（図7.1）。前述した例1、例2の外用剤と併用しても問題にはならない。治療の効果は、抜け毛が減ったかどうかが効果の目安となり、その判定には約6ヵ月の連日服用が必要である。またプロペシア錠の成分は、前立腺ガン検査で測定されるPSA値を約50％低下させることが知られているのでPSA値を測定する際は注意が必要である。

第 8 章 褥　　瘡

8.1 褥瘡(とこずれ)の病名の由来

"とこずれ"は寝床で擦れ傷むことから「床擦」と書くか、「床褶」という字を用いているものもある。床ずれは正式な病名としては「褥瘡」という。褥瘡は、英語で decubitus という。これはラテン語の decubitus をそのまま転用している。decubitus は「床につく、寝る」の decumbere に由来する。これは「下に」の de と「横になる、寝る」の cumbere の合成語である。英語では bedsores の他に、「圧迫による皮膚の傷、ただれ」を意味する pressure sores も用いている（西山茂夫監修『皮膚科の病名由来ア・ラ・カルト』協和企画通信（1994年）より）。

8.2 褥瘡はどんな病気か

長く病床にあったり、長時間の昏睡、手術などで肩、腰、背、臀部など、持続的な皮膚の圧迫により組織が循環障害となり壊死に陥りできる皮膚病変のことをいう。日本褥瘡学会の局所治療ガイドラインでは褥瘡について「身体に加わった外力は骨と皮膚表層の間の軟部組織の血流を低下、あるいは停止させる。この状況が一定時間持続されると組織は不可逆的な阻血性障害に陥り褥瘡となる」と定義している。

8.3 褥瘡の原因

褥瘡発症の原因は従来、圧迫が持続的に加わって生じる虚血により起こる組織壊死とされてきたが、近年、皮膚表面に水平に加わる力であるせん断応力、引っ張り応力と垂直に加わる圧縮応力によって生じるずれが皮膚

8.4 褥瘡の好発部位

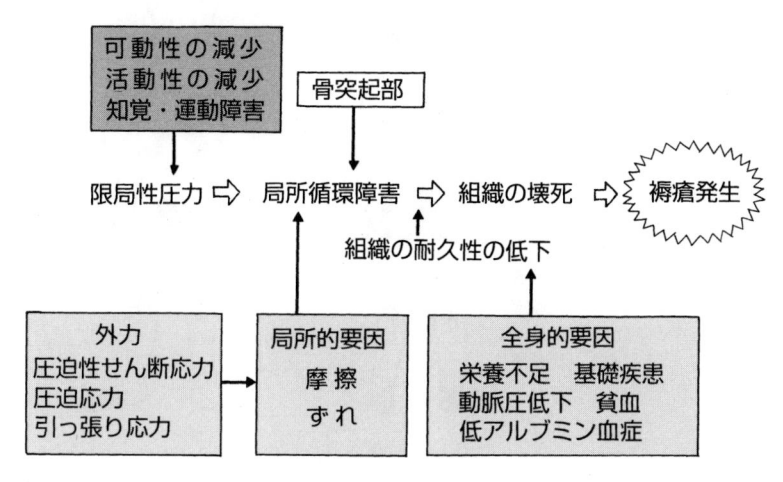

図8.1 褥瘡発生の機序

可動性の減少／活動性の減少／知覚・運動障害 → 限局性圧力 → 局所循環障害 → 組織の壊死 → 褥瘡発生

骨突起部 → 局所循環障害

組織の耐久性の低下

外力：圧迫性せん断応力／圧迫応力／引っ張り応力 → 局所的要因：摩擦、ずれ

全身的要因：栄養不足、基礎疾患、動脈圧低下、貧血、低アルブミン血症

の血流阻害の主な原因であるといわれてきている。発症原因を圧迫だけではなく、外力としていることが注目すべき点である。また褥瘡は外力だけでなく、さまざまな全身的あるいは局所的要因が引き金になって発症することがある。全身的要因では基礎疾患の悪化や低栄養、化学療法、放射線療法などの治療も発症要因となりうる。局所的要因では皮膚バリア機能低下などがあげられる。さらに在宅患者に目をむけると、患者側の条件ばかりでなく、介護力の不足や情報不足などが褥瘡発症の要因としてあげられる（図8.1）。

8.4 褥瘡の好発部位

褥瘡の好発部位は、皮下脂肪組織が少なく、生理的に骨が突出している後頭部、肩甲部、肘頭部、仙骨部、腸骨部、大転子部、坐骨部、踵部などである。特に仙骨部は褥瘡発症部位の約6割弱を占める。これは臥床時に体重の約4割が仙骨部にかかることも理由の一つである（図8.2）。

第8章 褥瘡

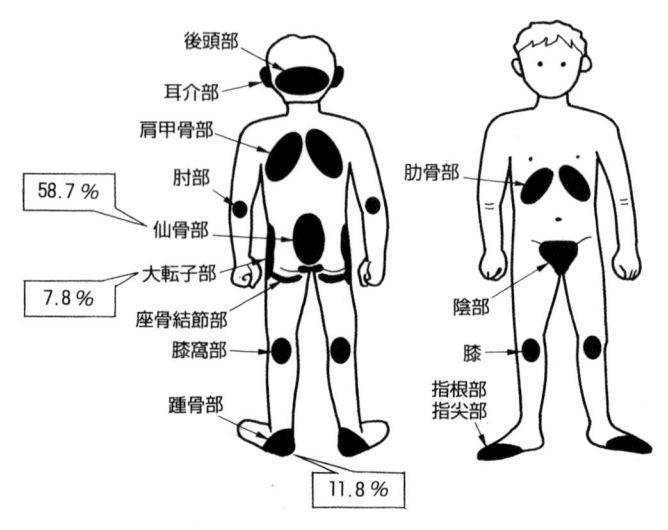

図8.2 褥瘡の好発部位（松尾美由紀『褥瘡治療プラクティス』プリメド社（1988）、厚生省監修『褥瘡の予防・治療ガイドライン』照林社（1998）より引用作図）

8.5 褥瘡の分類

褥瘡は皮膚から骨に向けて進行するというステージ分類が用いられてきた。Sheaの分類やアメリカ褥瘡諮問委員会（NPUAP：National Pressure Ulcer Advisory Panel）の分類が代表的である。しかし、これらの分類方法は、褥瘡の重症度の評価には適しているが、急性期には深達度が不明であり、また、必ずしも治療方針の決定に示唆を与えるものではない。1998年のガイドラインでは福井により提唱された「創面の色調による褥瘡分類」（図8.3）を併記し、具体的な治療指針に役立つことが策定された。すなわち、黒色壊死組織の付着した黒色期、壊死組織、不良肉芽、滲出液過多、感染などの見られる黄色期、肉芽形成が活発となり感染が制御されてきた赤色期、上皮化が進行している白色期である。この分類は創傷治療の専門家でなくても簡便に活用可能で、在宅治療も含めた慢性期の深い褥瘡治療

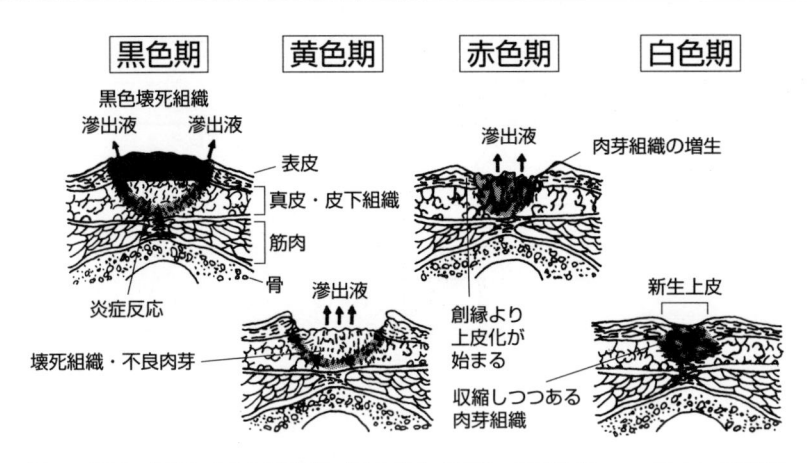

図8.3 創面の色調による褥瘡分類（福井基成『最新・褥瘡治療マニュアル』（第2版）照林社（2000）より一部改変）

の局面において、すでに実践的に用いられている。

その後、褥瘡学会では、2001年にさらなる整合性を求めて日本の実状に合わせた新しい創評価法としてDESIGN分類を提唱した。この分類は褥瘡の病態を点数化し、褥瘡の経過を詳細に客観的に評価することを可能にした。**Depth**（深さ）、**Exudate**（浸出液）、**Size**（大きさ）、**Inflammation/Infection**（炎症/感染）、**Granulation tissue**（肉芽組織）、**Necrotic tissue**（壊死組織）の6項目からなる。さらに、ポケットのような深い潰瘍があるときは－Pをつける。これは、褥瘡重症度分類と経過評価用の二段階構成になっていることが特徴である（詳細は専門書参照のこと）。このDESIGN分類は、褥瘡対策未実施減算における診療計画書にも採用され、わが国におけるスタンダードな創面評価法として認知されつつある。

8.6　褥瘡の治療と処方内容例

どの時期の褥瘡にも使える万能外用薬はない。したがって、創面の色調の評価後、最適な外用薬・創傷被覆材を選択する必要に迫られる。その概略を1998年のガイドラインから引用改変したのが図8.4である。次に創面

第8章 褥瘡

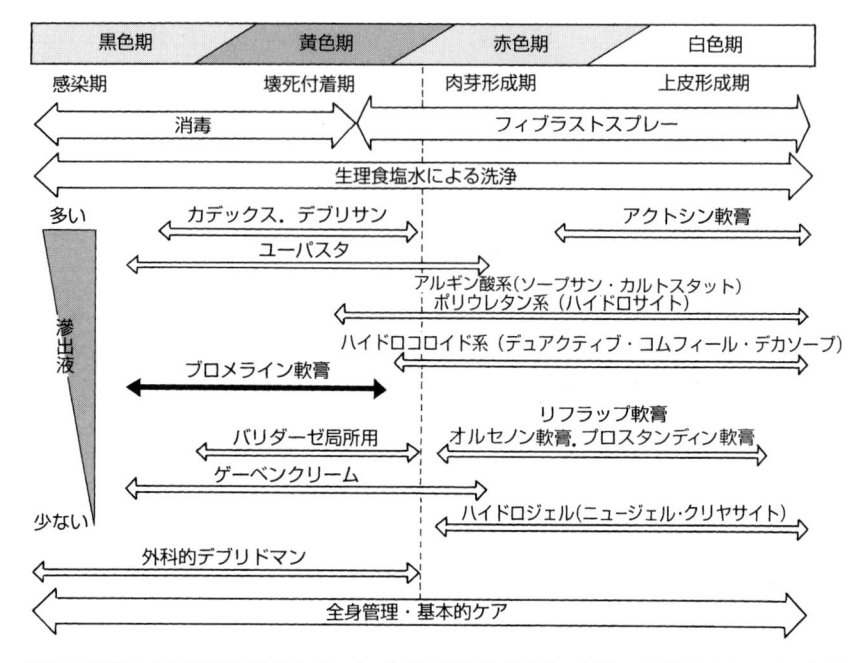

図8.4 病期による褥瘡治療剤の使い方（厚生省監修『褥瘡の予防・治療ガイドライン』照林社（1998）より引用作図）

の色調による分類に分けて、より具体的に使用する薬剤および使用理由を述べる。

8.6.1 黒色期

黒色痂皮の除去と感染のコントロールが治療目的である。外科的、化学的デブリドマン殺菌作用を有する薬剤を使用する。

【例】《処方》① ゲーベンクリーム。② ブロメライン軟膏。

【解説】上記2剤はよく黒色期の褥瘡の治療に用いられる薬剤である。ゲーベンクリームはスルファジアジン銀を主成分とし、緑膿菌に抗菌作用を持つ乳剤性軟膏である。基剤には水中油型乳剤性基剤を用い、基剤中には約67％の水が含まれる。この水分を利用して湿潤を与え、同時に抗菌力が期待できる。黒色壊死組織の辺縁を湿潤によって浮き上がらせ、外科的デ

ブリドマンを容易にすることにも応用できる。長期使用は肝障害などの重篤な副作用を起こすことがあるので避ける。ブロメライン軟膏は、パイナップルから抽出した蛋白分解酵素ブロメラインを主成分とし、壊死組織を除去する作用を有する。基剤はマクロゴール軟膏を用い、水分の存在下で効果が現われやすく、乾いた創では効果が得られにくい。創周囲の皮膚面に過敏症状が現われやすいので、外用前の創周囲にはワセリンなどの保護剤をあらかじめ塗布しておくとよい。壊死組織が消失した場合は速やかに中止する。

8.6.2 黄色期

黒色痂皮の除去後であり、多量の滲出液、不良肉芽、壊死組織が多く見られる時期である。そこで、その壊死組織の除去、感染のコントロール、滲出液のコントロールが重要である。

【例】《処方》① デブリサン。② ユーパスタ。

【解説】デブリサンは、本来は医療材料に分類されるが、使いやすくするために軟膏基剤のマクロゴール400やグリセリンと混ぜてペースト状にして使用され、薬剤的に取り扱われることが多い。吸水性ポリマービーズのデキストラノマーからなる多孔球状粒子で、浸出液が多量の場合に吸収して膨張するとともに、壊死組織や細菌を吸着して清浄化を促す。交換時は洗浄して古いビーズを除くことが重要である。残存すると感染源になる恐れがあるので注意する。ユーパスタは、ポピヨンヨードと精製白糖を主体としたパスタ剤であり、白糖による高浸透圧によって局所の浮腫を軽減し、肉芽形成を促す。ポピヨンヨードは一般細菌や真菌などに対する殺菌作用を有する。一時、ユーパスタは褥瘡治療の万能薬のように使われていたが、現在は感染を伴っている場合のみで感染が治まったら使用を中止する。なぜなら、ポピヨンヨードは正常細胞への毒性があり、肉芽形成を抑制する危険性があるからである。したがって、赤色期には使用すべきではない薬剤である。感染対策と滲出液の吸収による肉芽形成作用が主な目的であるため、浸出液が減少してきたら他剤へ変更するか、局所の脱水や過

8.6.3 赤色期

この時期の創面は良好な肉芽組織に覆われ。赤色を呈する。良性肉芽の増生を促し、欠損組織の補填を進める薬剤が用いられる。

【例】《処方》① オルセノン軟膏。② フィブラストスプレー。

【解説】オルセノン軟膏は、ビタミンA誘導体のレチノイン酸と、ビタミンEの一種であるD-L-α-トコフェロールがエステル結合したトレチノイントコフェリルという化合物を主成分とした乳剤性軟膏である。ビタミン本来の作用とまったく異なる作用をもち、強い肉芽形成促進作用を有する。軟膏基剤は水の中に油を取り込んだ水中油型乳剤性基剤で水分が約73％と多く、油分が少ないタイプである。浸出液や膿性分泌物の吸収、吸着はなく、基剤中の水分による褥瘡部の膨潤や感染などに注意する。逆に、基剤中に含有される水分を利用して湿潤を与えることに応用できる。フィブラストスプレーは、わが国初の塩基性線維芽細胞増殖因子（b-FGF）トラフェルミン製剤の噴霧剤である。従来の薬剤とは異なり、血管内皮細胞のFGF受容体と結合して細胞増殖促進作用や細胞遊走促進作用などにより血管新生を、また線維芽細胞のFGF受容体と結合して肉芽形成促進作用を有するなどの直接的な効果が得られる。使用時は創面の清浄化、湿潤環境の保持および感染対策に配慮が必要である。また、悪性腫瘍が褥瘡近辺にあるときは悪性腫瘍の細胞自体も増殖促進させてしまうので、本剤を使用することは避けることが必要である。しかし、この製剤の出現により、他の軟膏療法に比べ治療期間を大幅に短縮することも可能となった。

8.6.4 白色期

赤色期に引き続いて上皮化が進む時期である。深い褥瘡治癒過程の最終段階である。肉芽組織は成熟すると組織全体が収縮を起こす。この時期には創傷被覆材や創収縮作用の見られる薬剤を用いる。

【例】《処方》① アクトシン軟膏。② コムフィールアルカスドレッシング。

【解説】アクトシン軟膏はブクラデシンナトリウム（サイクリックAMP誘導体）を主成分とし、局所血流改善作用、血管内皮細胞や線維芽細胞の増殖促進作用による血管新生、肉芽増殖を促進する。赤色期にもよく用いられる薬剤であるが創の収縮作用が強く、ケラチノサイトの増殖を促進し、表皮形成を促すことより、白色期にも使用される。特有な臭いを持つことや分解物の酪酸により痛み、接触皮膚炎をおこすこともあるので注意が必要である。白色期には創傷部位を保護するという観点から創傷被覆材も用いられる。創傷被覆材の一つであるコムフィールアルカスドレッシングはハイドロコロイドドレッシング材である。特徴としては、外層は防水性のポリウレタンフィルム、皮膚粘膜層には親水性コロイド粒子（ペクチン、CMCゼラチンなどより成る）が含まれている。創面の保護、湿潤環境保持が主作用である。ドレッシング材全般にいえることだが、創傷被覆材は貼付すると当然のことながら中の様子が見えないので、感染に注意する。また滲出液が多いとゲル状物質が漏れだしてくるので、吸水性の高い外用剤（材）に変更するか、溶けにくい材質のものを使用することが必要である。

8.7 今後の褥瘡対策

厚生労働省は、2002年から褥瘡対策未実施病院に対しては5点の未実施減算を課し、また逆に2006年からは褥瘡ハイリスク患者のケアに500点の診療報酬加算をつけるなど、褥瘡をめぐる診療報酬体系は現在のところ目まぐるしく変化している。しかし一方、在宅の褥瘡管理は、相も変わらず介護者の負担が大きな問題となっている。褥瘡管理は看護師だけでなく、医師、薬剤師、栄養士、理学療法士などあらゆる職種によるチーム連携による加療が必要であるとともに患者側、特に介護する患者の家族に対しても、褥瘡に対しての正しい知識と理解をしてもらうことが大切である。

第Ⅱ部　皮膚科の薬

第9章 内 服 薬

　皮膚科の内服薬には代表的なものとして以下の3種類が知られている。
　① カプセル剤：カプセルの容器は、主にゼラチンで作られており、この中に、粉薬、液剤を詰めて服用する。
　② 錠剤：糖衣錠、舌下錠や三層錠などさまざまなタイプがあり、保存性、携帯性に優れている。トローチのように舐めて溶かす口中錠や、噛んで溶かすチュアブル錠は水がなくても使え、また「溶かして飲む薬」の発泡錠は液剤より長期間の保存が可能で、飲みやすいという特徴がある。
　③ 液剤、ドライシロップ：シロップ剤が主流で、適量を量り取って飲む。直接容器に口をつけて飲むと、正しい量が測れないだけでなく、唾液に含まれる菌が容器に入って腐りやすくなるので絶対に行なわないこと。ドライシロップは、粉のままでも水に溶かして服用してもよい。
　カプセルを開けて中身を出したり、錠剤を砕いたりせず、医師や薬剤師から指示とおりに飲むことが大事である。薬が残ってしまった場合は、捨てることをすすめる。処方薬は、その時の病気の症状にあった薬を、医師が診断して処方しているので、残った薬を勝手に飲んではいけない。

第1世代抗ヒスタミン薬
　抗ヒスタミン薬は、ヒスタミン受容体でヒスタミンと競合し、ヒスタミンが受容体に結合するのを阻止する薬で、以下のような特徴がある。
　① Ⅰ型アレルギー反応によるアレルギー症状を軽減する。
　② ヒスタミン受容体の一つであるH_1受容体と拮抗することで、遊離されたヒスタミンの作用を阻止する。
　③ 眠気・全身倦怠感などの中枢神経作用、悪心・口渇・排尿障害などの抗コリン作用に注意しなければならない。
　④ 効果・副作用とも個人差が大きい。
　太字は先発品、その他は後発品（ジェネリック）である。

第9章　内　服　薬

成分名	薬品名
フマル酸クレマスチン	**タベジール（錠・散・シロップ）**、アラギールシロップ、アルサス錠、インベスタン（錠・シロップ・ドライシロップ）、キソラミン錠、キノトミン（錠・散）、クレ・ママレットシロップ、クレマニルドライシロップ、テルギンG（錠・ドライシロップ）、ハイニュース（錠・散・シロップ）、ピロラール錠、フルミノール錠、ベナンジール錠、マゴチン錠、マスレチン錠、マルスチン錠、マレルミンF（錠・シロップ）、ラクレチン（錠・ドライシロップ）
テオクル酸ジフェニルピラリン	**プロコン散**、アギール（シロップ・散）
塩酸ジフェンヒドラミン	**ベナ錠**、レスタミンコーワ錠
マレイン酸クロルフェニラミン	**プロダミン（錠・散）**、マレイン酸クロルフェニラミン（錠・散）、マレラミン散
d-マレイン酸クロルフェニラミン	**ポララミン復効錠**（製造中止）、アニミングシロップ、ネオマレルミンTR錠、ポラジットシロップ、、ポララミン（錠・散・シロップ・ドライシロップ）、マゴチミンシロップ、レクリカシロップ
dl-マレイン酸クロルフェニラミン	**ネオレスタミンコーワ散**、アレルギン散、クロダミン（散・シロップ）、コーヒス散、ヒスタール（錠・散）、ビスミラー散、フェニラミン散、プロダミン散、マレイン酸クロルフェニラミン（シロップ・散）　**複合D・M錠**
ベタメタゾン（ステロイド）、d-マレイン酸クロルフェニラミン配合剤	**セレスタミン（錠・シロップ）**、アプシラジン錠、エンペラシン錠、クロコデミン錠、サクコルチン錠、セレスターナ錠、ヒスタブロック錠、ビヘルス錠、プラデスミン錠、ベタセレミン錠
塩酸トリプロリジン	**ベネン（錠・シロップ）**
酒石酸アリメマジン	**アリメジン（錠・散・シロップ）**

第1世代抗ヒスタミン薬

用法用量	備考
成人：1回1mgを朝晩2回 小児（1日量）：1歳以上3歳未満0.4mg　3歳以上5歳未満0.5mg　5歳以上8歳未満0.7mg　8歳以上11歳未満1mg　11歳以上15歳未満1.3mg	選択的な抗ヒスタミン作用。持続時間が長く催眠・鎮静作用などは軽度。エタノールアミン系
1回3mgを1日3回	止痒作用強い・催眠作用比較的弱め・エタノールアミン系
1回30～50mg（3～5錠）を1日2～3回	鎮静・止痒作用・催眠作用とも強力なので夜間使用がよい。妊婦には投与しないことが望ましい。エタノールアミン系
1回2～6mgを1日2～4回	臨床効果は中程度・催眠作用はやや少ない。プロピルアミン系
1回6mgを1日2回	クロルフェニラミンの2倍の抗ヒスタミン作用・催眠作用はやや少ない。プロピルアミン系
成人1回2～6mgを1日2～4回	複合D・MはビタミンB$_2$、B$_6$、B$_3$、B$_5$、H配合。クロルフェニラミンの2倍の抗ヒスタミン作用・催眠作用はやや少ない。プロピルアミン系
錠剤：1回1～2錠を1日1～4回　シロップ剤：成人には1回5～10mLを1日1～4回。小児には1回5mLを1日1～4回。	ベタメタゾン（ステロイド）配合　クロルフェニラミンの2倍の抗ヒスタミン作用・催眠作用はやや少ない。プロピルアミン系
1回2～3mgを1日3回	抗アナフィラキシー作用ももつ。プロピルアミン系
1回2.5mgを1日3～4回、就寝時の頓用には5mg服用、シロップ1回の投与量：1歳1ml　2～3歳1.5ml　4～6歳2ml　7～9歳2ml　10～12歳3.5ml	鎮静作用が強い。止痒作用。フェノチアジン系

第9章 内服薬

成分名	薬品名
塩酸プロメタジン	**ピレチア錠**、塩酸プロメタジン錠、ヒベルナ糖衣錠、ヒベルナ散
メチレンジサリチル酸プロメタジン	**ピレチア（細粒）**
塩酸ホモクロルシクリジン	**ホモクロミン錠**、サンクミン錠、パルファード錠、ヒスタリジン錠、ベラホルテン錠、ホマダモン錠、ホモクリシン錠、ホモマレルミン錠
パモ酸ヒドロキシジン	**アタラックス-P（カプセル・シロップ・ドライシロップ・散）**、ハタナジン錠
塩酸ヒドロキシジン	**アタラックス錠**、ジスロン錠
塩酸シプロヘプタジン	**ペリアクチン（錠・散・シロップ）**、イフラサールシロップ、サイプロミンシロップ、シプロアチンシロップ

第2世代抗ヒスタミン薬

第2世代抗ヒスタミン薬には、以下のような特徴がある。
① 中枢神経抑制作用・催眠作用が第一世代よりも少ない。
② 抗コリン作用少ない（消化器系の副作用などが少ない）。

成分名	薬品名
塩酸アゼラスチン	**アゼプチン（錠・顆粒）**、アールミン錠、アストプチン錠、アゼピット錠、アゼン錠、アドメッセン（錠・顆粒）、、塩酸アゼラスチン錠、コバテクト錠、シュウビトル錠、トノリフト錠、ビフェルチン錠、ベルスタチン錠、ヨシノチン錠、ラスプジン錠

第2世代抗ヒスタミン薬

用法用量	備考
1回5〜25mg1日1〜3回	鎮静・眠気強い。抗痙攣作用あり。作用緩和。フェノチアジン系。妊婦には投与しないことが望ましい
1回5〜25mgを1日1〜3回	鎮静作用・眠気強い。抗痙攣作用あり。フェノチアジン系。妊婦には投与しないことが望ましい
1回1〜2錠を1日3回	鎮静作用・眠気強い。抗セロトニン、抗コリン、抗ブラジキニン作用
1日50〜75mg　分2〜3	神経症における不安緊張などにも使われる。止痒作用　ピペラジン系。妊婦には禁忌
1日30〜60mg　分2〜3	神経症における不安緊張などにも使われる　止痒作用　ピペラジン系。妊婦には禁忌
1回4mg　1日1〜3回　シロップ剤：2〜3歳3ml　4〜6歳4ml　7〜9歳5ml　10〜12歳　6.5ml	抗セロトニン、抗コリン、食欲増進作用　ピペリジン系

用法用量	備考
1日2回　1回1mg	化学伝達物質の遊離抑制・拮抗作用。ロイコトリエンの産生・遊離抑制・拮抗。ヒスタミン拮抗作用。半減期めやす17時間

第9章 内 服 薬

成分名	薬品名
フマル酸ケトチフェン	**ザジテン（カプセル・シロップ・ドライシロップ）**、アナチフェンカプセル、カタセンタドライシロップ、キセブレン（カプセル・シロップ・ドライシロップ）、クラチフェンカプセル、ケトチロン（カプセル・ドライシロップ）、ケトテン（カプセル・ドライシロップ）、ザジトマカプセル、サジフェン（カプセル・ドライシロップ）、ザトチテンカプセル、サラチン（カプセル・ドライシロップ）、サルジメン（カプセル・シロップ・ドライシロップ）、ジキリオン（シロップ・液）、スパクリット（錠・ドライシロップ）、スプデル（カプセル・シロップ・ドライシロップ）、セキトンシロップ、デズワルトカプセル、、フマル酸ケトチフェン錠、フマルフェン（カプセル・ドライシロップ）、ベナピー（カプセル・ドライシロップ）、マゴチフェン（カプセル・シロップ・ドライシロップ）、メラボン（カプセル・シロップ・ドライシロップ）
オキサトミド	**セルテクト（錠・ドライシロップ）**、アデコック錠、アトピクト錠、アムゼント錠、アレトン（錠・ドライシロップ）、イワトミド（錠・ドライシロップ）、オキサテクトドライシロップ、オキサトーワ（錠・ドライシロップ）、オキサトミド（錠・ドライシロップ）、オキロット（錠・ドライシロップ）、オリトミンドライシロップ、ガーランド（錠・ドライシロップ）、スパクリット（錠・ドライシロップ）、セキタールシロップ、セドリプス錠、セルスミン（錠・ドライシロップ）、セルテス（錠・ドライシロップ）、セルトミド（錠・ドライシロップ）、セルマレン（錠・ドライシロップ）、デルトーマ（錠・ドライシロップ）、トーラスタンドライシロップ、ヒシレタン錠、ペペシン（錠・ドライシロップ）、メクテクト（錠・ドライシロップ）、ライセルテック錠、ランゲラーテ錠
メキタジン	**ニポラジン（錠・シロップ・細粒）、ゼスラン（錠・シロップ・細粒）**、アリマン錠、キタゼミン（錠・細粒）、シークナロン錠、ネオスラント錠、ハレムニン錠、ヒスポラン錠、ベナンザール錠、メキタジン（錠・ドライシロップ）、メキタゼノン錠、メキタミン錠、メキタール錠

第2世代抗ヒスタミン薬

用法用量	備考
成人：1回1mg1日2回、シロップ：小児1日量0.3mL/kg（ケトチフェンとして0.06mg/kg）を2回、ドライシロップ：小児1日量0.06g/kg（ケトチフェンとして0.06mg/kg）を2回	ケミカルメディエーター遊離抑制・好酸球活性化抑制。抗ヒスタミン作用あり。気道や鼻粘膜の組織過敏性を減弱。半減期めやす 6〜7時間
1回30mg1日2回朝、就寝前 DSとして1回25mg/kg1日2回朝、就寝前 最高量1回37.5mg/kg	ヒスタミンロイコトリエンなどの遊離抑制抗PAF作用。半減期めやす（60mg内服）約5時間。妊婦には禁忌
蕁麻疹など：1回3mg　1日2回 気管支喘息：1回6mg　1日2回	催眠作用少なく持続性。半減期めやす約39時間。妊婦には投与しないことが望ましい

第9章　内服薬

成分名	薬品名
塩酸エピナスチン	アレジオン（錠・液・ドライシロップ）、アズサレオン錠、、アスモット錠、アプラチン錠、アルピード錠、アレゲイン錠、アレジオテック錠、アレナピオン錠、アレルオフ錠、アレルナシン超微粒カプセル、エピナジオン錠、エピナスチン錠、エルピナン錠、、塩酸エピナスチン錠、チムケント錠、ピナジオン錠、ヘルボッツ錠、メデジオン錠、ユピテル錠
フマル酸エメダスチン	ダレンカプセル、レミカットカプセル
エバスチン	エバステル錠
塩酸セチリジン	ジルテック錠
ベシル酸ベポタスチン	タリオン錠
塩酸フェキソフェナジン	アレグラ錠
塩酸オロパタジン	アレロック錠
ロラタジン	クラリチン（錠・レディタブ）

化学伝達物質遊離抑制薬

化学伝達物質遊離抑制薬には、以下のような特徴がある。
① Ⅰ型アレルギーのメディエーター遊離を抑制する。
② あくまで予防薬であり発作を急におさえるものではない。
③ 1〜2週間で効いてくるものが多い（インタール以外）。

化学伝達物質遊離抑制薬

用法用量	備考
アレルギー性鼻炎：1回10～20mg1日1回 喘息、湿疹など：1回20mg1日2回	特異的な末梢H_1受容体拮抗作用・PAF、LTC4拮抗作用。眠気少ない サブスタンスPによるヒスタミンの遊離抑制。半減期めやす約9時間
1回1～2mgを1日2回	ベンズイミダゾール系・サブスタンスPによるヒスタミンの遊離抑制作用。好酸球遊走阻止。浸潤抑制作用。半減期めやす約7時間
1日1回5～10mg	選択的H_1受容体拮抗作用。眠気少ない。半減期めやす約15時間
1日1回10mg　就寝前　最大20mg	選択的H_1受容体拮抗作用。好酸球遊走阻止・活性化抑制作用。半減期めやす約6～7時間
1回10mg　1日2回	選択的H_1受容体拮抗作用。好酸球機能抑制。IL5産生抑制作用。半減期めやす約2.4時間
1回60mg　1日2回	選択的H_1受容体拮抗作用。炎症性サイトカイン産生抑制作用。催眠作用少ない。半減期めやす約9～10時間
1回5mg　1日2回	選択的H_1受容体拮抗作用。ケミカルメディエーターなどの産生・遊離抑制。タキキニン遊離抑制。半減期めやす約9時間
1回10mg　1日1回	選択的H_1受容体拮抗作用。LTC4遊離抑制作用。好酸球浸潤抑制作用。効果発現がはやい。眠気すくない。半減期めやす約2.4時間

第9章 内服薬

成分名	薬品名
クロモグリク酸ナトリウム	**インタール細粒**、アレルナート細粒、プレント細粒
トラニラスト	**リザベン（カプセル・細粒・ドライシロップ）**、アインテール（カプセル・ドライシロップ）、セキシード（カプセル・ドライシロップ）、セシリノールカプセル、テイブロックカプセル、トピアス（カプセル・細粒・ドライシロップ）、トラニラスト（カプセル・ドライシロップ）、バリアック（カプセル・細粒）、フスチゲンカプセル、ブレクルス（カプセル・細粒）、マゴチラスト細粒、ラミセンスカプセル、リザモント（カプセル・ドライシロップ）、リザラスト（カプセル・細粒）、リチゲーン（カプセル・ドライシロップ）、ルミオスカプセル
ペミロラストカリウム	**アレギサール（錠・ドライシロップ）**、**ペミラストン（錠・ドライシロップ）**、アルジキサール（錠・ドライシロップ）、タツモール（錠・ドライシロップ）、ペミストメルク（錠・ドライシロップ）、モナソサール錠
アンレキサノクス	**ソルファ錠**
レピリナスト	**ロメット（錠・細粒）**
タザノラスト	**タザノールカプセル**、タザレストカプセル
イブジラスト	**ケタスカプセル**、ピナトスカプセル

化学伝達物質遊離抑制薬

用法用量	備考
気管支喘息：1回20mg　1日3〜4寛解が見られなければ1日40〜60mg アレルギー性鼻炎：1回20mg　1日3〜4回寛解が得られれば減量	消化管での肥満細胞脱顆粒を抑制し、二次的に起こる抗原の血行への流入を防いだり免疫複合体の形成阻止をする。即時型だけでなく遅延型にも有効。食前15〜30分前に服用。1時間前後で食事をすませる。多目の水で飲めば、食道・胃内でも効果が期待できる
成人：1回100mg1日3回 小児：1日5mg/kg1日3回	肥満細胞からのケミカルメディエーター遊離抑制。ケロイド肥厚性瘢痕由来線維芽細胞のコラーゲン合成抑制作用。半減期めやす約5時間。妊婦には禁忌
気管支喘息：11歳以上には1回10mg1日2回、5歳以上11歳未満は5mg1日2回 アレルギー性鼻炎：1回5mg1日2回 ドライシロップ小児用：気管支喘息：1回0.2mg/kgを1日2回、アレルギー性鼻炎：1回0.1mg/kgを1日2回	Ⅰ型アレルギーを強力に抑制。半減期めやす約4時間強。妊婦には禁忌
成人1回25〜50mg1日3回	ヒスタミン遊離抑制。ロイコトリエン生成抑制・拮抗作用　抗ヒスタミン作用はない。半減期めやす約2.6時間
成人：1回150mg1日2回 小児：1日量8mg/kgを2回	ケミカルメディエーター遊離抑制。酸性抗アレルギー薬。眠気少ない。半減期めやす約15時間
1回75mgを1日3回毎食後服用	アナフィラキシー伝達物質遊離抑制。特にヒスタミン・ロイコトリエン遊離抑制。半減期めやす約2.4時間
成人：1回10mgを1日2回	ピラゾロピリジン誘導体。気管支喘息改善作用以外にも脳血流増加作用もあり。半減期めやす約12時間

第9章 内服薬

ロイコトリエン拮抗薬

成分名	薬品名
プランルカスト水和物	オノン（カプセル・ドライシロップ）
モンテルカスト	キプレス（錠・チュアブル）
ザフィルルカスト	アコレート錠
モンテルカストナトリウム	シングレア（錠・チュアブル）

トロンボキサン拮抗薬

成分名	薬品名
セラトロダスト	ブロニカ（錠・顆粒）

トロンボキサン合成阻害薬

成分名	薬品名
塩酸オザグレル	ドメナン錠、ベガ錠、オザグレル錠

トロンボキサン合成阻害薬

用法用量	備考
成人は1日量450mgを朝、夕食後の分2 ドライシロップ 1日量7mg/kgを朝、夕食後の分2、1日最高用量は10mg/kg（成人の通常の用量である450mg/日を超えない）	ロイコトリエン（LT）受容体拮抗作用。気道収縮・過敏性・粘膜浮腫抑制作用。半減期めやす約1.2時間
成人は10mgを1日1回就寝前に服用 チュアブル：5mgチュアブル錠を1日1回就寝前服用	システイニルロイコトリエン（$CysLT_1$）受容体に選択的に結合し、炎症惹起メディエーターを強力に抑制。半減期めやす約4〜5時間
	強力で選択的なペプチドロイコトリエン受容体拮抗作用 気道収縮・過敏性・粘膜浮腫抑制作用。半減期めやす約7〜8時間
	システイニルロイコトリエン（$CysLT_1$）受容体に選択的に結合し、炎症惹起メディエーターを強力に抑制。半減期めやす約4〜5時間

用法用量	備考
	トロンボキサンA_2受容体拮抗剤。半減期めやす約25時間

用法用量	備考
	トロンボキサン合成酵素を強力に阻害。半減期めやす約1.5時間

第9章 内服薬

Th2サイトカイン阻害薬

成分名	薬品名
トシル酸スプラタスト	アイピーディ（カプセル・ドライシロップ）

ステロイド内服

成分名	薬品名
プレドニゾロン	プレドニゾロン（錠・散）、プレドニン錠、プレドハン錠、プレロン錠
メチルプレドニゾロン	メドロール錠
デキサメタゾン	コルソン錠、デキサメサゾン（錠・エリキシル）、デカドロン（錠・エリキシル）、デキサ・ママレットドライシロップ、ミタゾーン錠
ヒドロコルチゾン	コートリル錠
酢酸コルチゾン	コートン錠
ベタメタゾン製剤	リンデロン（錠・散・シロップ）、ステラロールBシロップ、ベータメサ（錠・シロップ）、リネステロン（錠・散）
酢酸パラメタゾン製剤	パラメゾン錠
トリアムシノロン	レダコート錠

ステロイド内服

用法用量	備考
1回100mg　1日3回　1回3mg/kg1日2回	IgE抗体・IL4・IL5産生抑制作用。半減期めやす約3時間

用法用量	臨床効果の比較（参考・治療薬マニュアル）ヒドロコルチゾンを1として。
1日5〜60mg　分1〜4	臨床効果　4
	臨床効果　5
1日0.5〜8mg　分1〜4　小児；1日0.15〜4mg　分1〜4	臨床効果　30
	臨床効果　1
	臨床効果　0.8
1日0.5〜8mg　分1〜4	臨床効果　35
	臨床効果　10
	臨床効果　5

第9章 内服薬

ビタミン類

成分名	薬品名
ビタミンB_6製剤	アデロキザール散、ビオゼックス錠、ピドキサール錠、ピリドキサール錠、ピリドリンS、リボビックス錠、リン酸ピリドキサール錠
ビオチン	ビオチン（散・ドライシロップ）
ビタミンB_1製剤	アリナミンF、アリアロンF、フルルミン、ビタファントF
ビタミンB_2製剤	フラビタン（錠、シロップ）、FAD（錠、シロップ）、ワカデニン（錠、シロップ）、チオデニン、エフビタジャスト
ビタミンB_{12}製剤	メチコバール（細粒、錠）、バンコミン、ヨウコバール、レチコラン、ノイメチコール、メコバマイド、メコバラミン、メチクール、コメスゲン（錠、カプセル）、メコラミン、チオキネート、ハイトコバミンM
パンテチン製剤（ビタミンB_5）	パントシン（散、錠、細粒）、トリセダイド、パンピオチン、ミタパン、パルトックス、パルファジン、パンテチン、パンホリータ、デルモリチン、ヨウテチン
ビタミンE製剤	ユベラ（顆粒、錠）、ユベ-E、バナールE、ビタミンE、陽進ビタE、ベクタン（錠、カプセル）、エセブロン（錠、カプセル）
ビタミンC・パントテン酸カルシウム配合剤	シナール、シーピ-G、デラキシ-M、ビューシ-S
複合ビタミン	ノイロビタン錠

用法用量	備考
1日10〜60mg 分1〜3	ビタミンB_6の欠乏または代謝障害によるアトピー性皮膚炎の症状に適応
1日0.5〜2mg 分1〜2	ビオチン欠乏による皮膚炎に
1日5〜30mgを1日1〜3回に分けて食後直ちに経口投与（かまずに）する。	ビタミンB_1欠乏症の予防および治療。神経痛、筋肉痛、関節痛、末梢神経炎、末梢神経麻痺など
1日5〜45mgを1〜3回に分割経口投与する。	ビタミンB_2欠乏症の予防および治療、急・慢性湿疹、脂漏性湿疹、口角炎、口唇炎、舌炎、口内炎など
1日1,500μgを3回に分けて経口投与する。	末梢性神経障害
1日30〜600mgを1〜3回に分けて経口投与する。	パントテン酸欠乏症の予防および治療。急・慢性湿疹・血液疾患の血小板数ならびに出血傾向の改善
1回50〜300mgを1日2〜3回経口投与する。	ビタミンE欠乏症の予防および治療。末梢循環障害（間歇性跛行症、動脈硬化症、静脈血栓症、血栓性静脈炎、糖尿病性網膜症、凍瘡、四肢冷感症）
1回1〜3錠または1〜3gを1日1〜3回経口投与する。	本剤に含まれるビタミン類の需要が増大し、食事からの摂取が不十分な際の補給（消耗性疾患、妊産婦、授乳婦等）、炎症後の色素沈着
1日1〜3錠を経口投与する。	神経痛、筋肉痛・関節痛、末梢神経炎・末梢神経麻痺

第9章 内 服 薬

インフルエンザ治療薬

成分名	薬品名
アマンタジン塩酸塩	**シンメトレル、ボイダン（散、錠）、ルシトン（細粒、錠）、アテネジン（細粒、錠）、トーファルミン（細粒、錠）、塩酸アマンタジン（細粒、錠）、グランザート（細粒、錠）、アマゾロン（細粒、錠）、シキタン、ロティファミン**
リン酸オセルタミビル	**タミフルカプセル、タミフルドライシロップ**

抗ウイルス化学療法剤

成分名	薬品名
アシクロビル	**ゾビラックス、ゾビラックス顆粒、アイラックス、アクチオス、アクチダス、アシクロビル、アシクロビン、アシクロメルク、アシビル、アシロベック、アシロミン、ビクロックス、ビゾクロス、アストリック、グロスパール、クロベート、サンアシル、ゾビアトロン、ゾビクロビル、ゾビスタット、ビルヘキサル、ファラックス、ベルクスロン**
バラシクロビル塩酸塩	**バルトレックス、バルトレックス顆粒**

抗ウイルス化学療法剤

用法用量	備考
1日100mg　分1〜2	A型インフルエンザウイルス感染症
治療：（成人及び体重37.5kg以上の小児）1回75mg1日2回　5日間　　予防：（成人及び13歳以上の小児）1回75mg　1日1回　7〜10日間	A型またはB型インフルエンザウイルス感染症およびその予防。小児・未成年者については、① 異常行動の発現のおそれがあること、② 自宅において療養を行なう場合、少なくとも2日間、保護者等は小児・未成年者が一人にならないよう配慮すること
1回75mg　1日2回5日間　幼小児：1日2回　2mg/kgを1日2回5日間	

用法用量	備考
単純疱疹：1回200mg1日5回　5日間まで	単純疱疹、帯状疱疹、水痘
帯状疱疹：1回800mgを1日5回経口投与5日間まで	
水痘：1回20mg/kg　1日4回5日間まで　最大：1回800mg	
単純疱疹：1回500mgを1日2回経口投与　帯状疱疹、水痘：1回1000mgを1日3回経口投与。性器ヘルペスの再発抑制：1回500mgを1日1回経口投与。なお、HIV感染症の成人（CD4リンパ球数100/mm3以上）には1回500mgを1日2回経口投与。	単純疱疹、帯状疱疹、性器ヘルペスの再発抑制、水痘

第9章 内 服 薬

経口抗真菌剤

成分名	薬品名
塩酸テルビナフィン （アリルアミン系）	ラミシール錠
グリセオフルビン	グリセチンV、グリセオフルビンSG、ポンシルFP
イトラコナゾール （トリアゾール）	イトリゾール、イトラコナゾール、トラコナ、イトラコネート、イトラリール、イコナゾンカプセル、イデノラートカプセル、イトラコンカプセル、イトラートカプセル

免疫抑制剤（カルシニューリンインヒビター）

成分名	薬品名
シクロスポリン	ネオーラル（カプセル、内用液）、サンディミュン（カプセル、内用液）、ネオメルク（細粒、カプセル）、アマドラ、シクポラール、シクロスポリン、

角化症治療剤

成分名	薬品名
エトレチナート	チガソン

角化症治療剤

用法用量	備考
1日1回125mg	深在性皮膚真菌症、表在性皮膚真菌症（白癬、カンジダ症）。毎月肝機能検査が必要
1日250-500mg	皮膚糸状菌による白癬・黄癬・渦状癬
内臓、深在性：1日1回100-200mg食直後　表在性：1日1回50-100mg食直後　爪白癬（パルス療法）：1回200mg1日2回、食直後1週間、3週間休薬しこれを1サイクルとし3サイクル繰り返す	爪白癬、口腔カンジダ症・消化器真菌症（食道カンジダ症）。併用禁忌薬多数（ハルシオン、リポバス、バイミカード、エルゴタミン、レビトラなど）

用法用量	備考
尋常性乾癬：1日5mg/kgを分2　効果が見られた場合は一ヵ月ごとに1日1mg/kgずつ減量し、維持量は1日量3mg/kg	尋常性乾癬（皮疹が全身の30％以上に及ぶものあるいは難治性の場合）、膿疱性乾癬、乾癬性紅皮症、関節症性乾癬

用法用量	備考
寛解導入：1日40～50mg分2～3　2～4週間連用　最高75mgまで　寛解維持量：1日10～30mg分1～3　2～4週間連用（小児　導入：1日1mg/kg分1～3　2～4週間連用　維持：1日0.6～0.8＋mg/kg分1～3）	乾癬群、魚鱗癬群、掌蹠角化症、ダリエー病、掌蹠膿疱症、毛孔性紅色粃糠疹および紅斑性角化症、口腔白板症、口腔乳頭腫および口腔扁平苔癬。催奇形性があるので投与中および投与中止後少なくとも女性は2年間、男性は6ヵ月間は避妊させること。

第10章　外　用　薬

　外用薬は、塗り薬から点鼻薬にいたるまで多くの種類がある。これらを大別すると以下の6種類になる。
　① 貼付薬：貼るタイプの薬のことで、湿布薬、テープ剤という形態があり、痒み止め、鎮痛や喘息発作の予防などの薬がある。貼った皮膚の毛細血管から薬の成分が吸収されて、効果を発現する。これらの薬は、使い続けてかぶれてしまうことがないように、少しずつずらすなど、なるべく違うところに貼ると良い。
　② 塗布薬：塗り薬など皮膚に塗る薬である。軟膏、クリーム、ローション、ゲル、スプレーなどの形態がある。薄く塗るだけで十分な効果を示す。
　③ 坐薬：熱を下げたり、痛み止めのために肛門に挿入し、中で溶けて腸の粘膜で吸収されて効果を発揮する。食事の影響を受けずに早く効かせたい、吐き気があって飲むことができない、飲むと胃に悪影響をもたらす場合などに使われる。座って飲む薬ではない。
　④ 吸入薬：専用の機器を使って、吸い込んで使う薬のことで、喘息の発作時あるいは予防に使うことが多い。
　⑤ 目薬：痒み、充血、ドライアイなどの治療に使われ、多くの種類がある。左右1滴ずつで十分効果を発揮し、点眼後は1分程度目をつぶって薬をなじませることが大事である。また、花粉症の季節は、症状が現われる前から使っておくと予防効果が期待できる。
　⑥ 点鼻薬：花粉症の時期に使うことが多い。目薬同様、噴射吸入後1分程度上を向いて薬をなじませることが大事。
　注意点として、外用薬の多くは、室温（20℃～30℃）で保存することが

できる。しかし、一部の目薬や坐薬などは、冷所（1℃〜15℃）や遮光（光が届かない場所）で保存しなければならない薬もある。

ステロイド軟膏

同じ成分でも製薬会社によって薬品名は異なる。太字は先発品、その他は後発品（ジェネリック）である。使用量・期間はあくまでも目安で、必ず医師の指示に従う。眼軟膏は吸収のよい瞼など眼の周囲に使える弱いものである。
　同じ主成分でも剤型はさまざまである。
　軟膏：保護・柔軟化作用。乾燥・湿潤面の両方に
　クリーム：刺激があるので湿潤面に不可
　ローション：湿潤面には不可。頭皮に使いやすい
　テープ：湿潤面に不可。成分の吸収がよい
　上から亜鉛華軟膏を塗ったりリン塗布を貼る重層法というのもある。
　使用量の上限目安は、顔面・首・腋窩・外陰部への使用ならびに密封療法・小児・老人の使用は、成人（1日あたり単純塗布）に対し、1/2の量になる。密封療法（ODT）はフィルムなどで密封する方法で、吸収は通常の数倍になる。
　使用期間は、小児の場合、成人の体幹・四肢への上限目安の1/2の期間になる。
　「成分名」欄には、ガイドラインのランクを薬品名の下に記載した（武田の分類）。

第10章　外　用　薬

薬効	成分名	商品名
最強	プロピオン酸クロベタゾール Ⅰ群	**デルモベート（軟膏・クリーム・スカルプ）**、エンチフルゾン（軟膏・クリーム）、グリジール（軟膏・クリーム・スカルプ）、ソルベガ（軟膏・クリーム・ゲル）、デルスパート（軟膏・クリーム）、デルトピカ（軟膏・ローション）、マイアロン（軟膏・クリーム・ローション）、マハディー（軟膏・クリーム・液）
非常に強い	酢酸ジフロラゾン Ⅰ群	**ダイアコート（軟膏・クリーム）**、アナミドール（軟膏・クリーム）、カイノチーム（軟膏・クリーム）、サコール（軟膏・クリーム）、ジフラール（軟膏・クリーム）、テオロップ軟膏
強い	ジフルプレドナート Ⅱ群	**マイザー（軟膏・クリーム）**、サイベース（軟膏・クリーム・ローション）、シフナール（軟膏・クリーム）、スチブロン（軟膏・クリーム・ローション）、ソロミー軟膏、、トリホモン（軟膏・クリーム）、ナルタール（軟膏・クリーム）、プラパスタ（軟膏・クリーム）、フルナート（軟膏・クリーム）
	ジプロピオン酸ベタメタゾン Ⅱ群	**リンデロン－DP（軟膏・クリーム・ゾル）**、ダイプロセル（軟膏・クリーム）、ディーピーボロン（軟膏・クリーム）、デルモゾールDP（軟膏・クリーム・ローション）、ヒズボット（軟膏・クリーム）、フロダーム（軟膏・クリーム）
	フランカルボン酸モメタゾン Ⅱ群	**フルメタ（軟膏・クリーム・ローション）**
	酪酸プロピオン酸ベタメタゾン Ⅱ群	**アンテベート（軟膏・クリーム・ローション）**、アンフラベート（軟膏・クリーム・ローション）、サレックス（軟膏・クリーム）
	吉草酸ジフルコルトロン Ⅱ群	**ネリゾナ（軟膏・クリーム・ソリューション）**、ネリゾナユニバーサル（クリーム）、アフゾナ（軟膏・クリーム・ローション）、アルゾナ軟膏、アルゾナユニバーサルクリーム、テクスメテン軟膏、テクステメンユニバーサルクリーム、ユートロン軟膏、ユートロンユニバーサルクリーム

ステロイド軟膏

使用量上限めやす成人（1日当たり単純塗布）	使用量上限めやす小児（1日当たり単純塗布）	成人の体幹 四肢への使用期間上限めやす	備考
5g	2g	4週間以内	大量で全身性作用あり。特に注意
			大量で全身性作用あり。特に注意
10g	5g	6週間以内	抗炎症作用はプロピオン酸クロベタゾールと同等だが副作用は吉草酸ベタメタゾンと同等
			作用時間長い
			局所抗炎症作用にすぐれ、全身作用少ない
			局所抗炎症作用にすぐれ、全身作用少ない。作用時間長い

第10章 外 用 薬

薬効	成分名	商品名
強い	プロピオン酸デキサメタゾン Ⅲ群	メサデルム（軟膏・クリーム・ローション）、デルムサット（軟膏・クリーム）、ヒフメタ（軟膏・クリーム）、プロメタゾン（軟膏・クリーム）、メインベート（軟膏・クリーム・ローション）
	フルオシノニド Ⅱ群	トプシム（軟膏・クリーム・ローション・スプレー）、トプシムEクリーム、グリコベース（軟膏・クリーム）、シマロン（軟膏・クリーム・ゲル）、ソルニム（クリーム）、ハケロン軟膏、ビスコザール（軟膏・クリーム）、ベスタゾン「ガレン」（軟膏・クリーム）、メドレキシムクリーム、ルーフル（軟膏・ゲル）
	アムシノニド Ⅱ群	ビスダーム（軟膏・クリーム）
	ハルシノニド Ⅲ群	アドコルチン（軟膏・クリーム）、サワスチン（軟膏・クリーム）、ムタヤイン（軟膏・クリーム）
	酪酸プロピオン酸ヒドロコルチゾン Ⅱ群	パンデル（軟膏・クリーム・ローション）、イトロン（軟膏・クリーム・ローション）、デートニン（軟膏・クリーム）、ハーユロン（軟膏・クリーム）
普通	プロピオン酸デプロドン Ⅲ群	エクラー（軟膏・クリーム・ローション・テープ・プラスター）、アロミドン（軟膏・クリーム）
	吉草酸デキサメタゾン Ⅲ群	ボアラ（軟膏・クリーム）ザルックス（軟膏・クリーム）
	吉草酸ベタメタゾン Ⅲ群	リンデロン－V（軟膏・クリーム・ローション）、アイン－V軟膏、アスデロゾン（軟膏・クリーム）、イジロンV軟膏、インファナル、カラミラデロンVクリーム、ケリグロール（軟膏・クリーム）、デルモゾール（軟膏・ローション）、トクダーム、トチプロベタゾン軟膏、ノルコット（軟膏・クリーム）、ベクトミラン軟膏、ベトネベート（軟膏・クリーム）

ステロイド軟膏

使用量上限めやす 成人（1日当たり 単純塗布）	使用量上限めやす 小児（1日当たり 単純塗布）	成人の体幹 四肢への使用期間上限めやす	備考
10g	5g	6週間以内	作用時間長い
			ハロゲンを含まないステロイドで比較的早く分解される。体内で活性の弱いものに代謝され、副作用少ない。作用時間短い
20g	7g	8週間以内	ハロゲンを含まない
			作用時間長い
			作用時間長い

第10章 外用薬

薬効	成分名	商品名
普通	吉草酸ベタメタゾンの合剤 Ⅲ群	**リンデロン－VG（軟膏・クリーム・ローション）**、デビオンVG軟膏、デキサンG軟膏、デキサン－VG（L）、デルモゾールG（軟膏・クリーム・ローション）、フルコートF、ベストフラン（軟膏・クリーム）、ベトネベートN（軟膏・クリーム）、ベトノバールG（軟膏・クリーム）、ホルメゾンVG軟膏、ルリクールVG軟膏
	プロピオン酸ベクロメタゾン Ⅲ群	**プロパデルム（軟膏・クリーム）**、ベクラシン（軟膏・クリーム）
	吉草酸酢酸プレドニゾロン Ⅳ群	**リドメックスコーワ（軟膏・クリーム・ローション）**、スピラゾン（軟膏・クリーム・ローション）、ユーメトン（軟膏・クリーム）
	フルオシノロンアセトニド Ⅲ群	**フルコート（軟膏・クリーム・ローション・スプレー・ソリューション）**、フルコートF軟膏、デルモランF軟膏、フルゾン（軟膏・クリーム）、フルベアンコーワテープ、フルポロン（軟膏・クリーム）、ポリシラール軟膏
やや弱い	プロピオン酸アルクロメタゾン Ⅳ群	**アルメタ軟膏**、タルメア軟膏、ビトラ軟膏
	酪酸ヒドロコルチゾン Ⅳ群	**ロコイド（軟膏・クリーム）**、アボコート（軟膏・クリーム）、プランコール（軟膏・クリーム）
	トリアムシノロンアセトニド Ⅳ群	**ケナコルト－A（軟膏・クリーム）**、クーペA（軟膏・クリーム）、ノギロンクリーム、ノギロンV軟膏、レダコート（軟膏・クリーム）
	ピバル酸フルメタゾン Ⅳ群	**ロコルテン（軟膏・クリーム・ローション）**製造中止、テストーゲン軟膏
	デキサメタゾン Ⅳ群	**グリメサゾン軟膏**、オイリッチクリーム、オイラゾンD軟膏、デキサA軟膏、デキサ・チョーセイ軟膏、デキサメサゾン（軟膏・クリーム・ローション）、デキサメタゾン軟膏、ビスオDS軟膏　以下眼軟膏 **サンテゾーン眼軟膏**、D・E・X眼軟膏、デキサメサゾン眼軟膏

ステロイド軟膏

使用量上限めやす 成人（1日当たり単純塗布）	使用量上限めやす 小児（1日当たり単純塗布）	成人の体幹 四肢への使用期間上限めやす	備考
20g	7g	8週間以内	★ベトネベートN、ベストフラン、フルコートFはフラジオマイシン（抗生剤）との合剤★リンデロンVGやその他はゲンタシン（抗生剤）との合剤です。作用時間長い
			全身性作用少ない
			ハロゲンを含まないステロイドで比較的早く分解される。体内で活性の弱いものに代謝され、副作用少ない
			デルモランFは、フラジオマイシン（抗生剤）との合剤
幼小児や老人では副作用が生じやすいのでこのランク以下がよく処方されやすい			局所抗炎症作用は酪酸ヒドロコルチゾンより強い
			作用時間短い
			★ケナコルトAGは、フラジオマイシン（抗生剤）との合剤。作用時間中程度
			★グリメサゾンは、匂いのあるグリテール（抗菌剤）との合剤。★オイリッチはグリチルレチン酸（抗炎症剤）＋ピリドキシン配合剤 作用時間長い

第10章 外用薬

薬効	成分名	商品名
弱い	酪酸クロベタゾン Ⅳ群	キンダベート軟膏、キングローン軟膏、キンダロン（軟膏・ローション）、クロベタポロン軟膏、バルデス（軟膏・クリーム・ローション）、ビータゾン軟膏、ベタフルゾン軟膏、ミルドベート軟膏
非常に弱い	プレドニゾロン Ⅴ群	エアゾリンD1（エアゾル）、ビスオクリームAクリーム、ハイセチンP軟膏、クロマイ－P軟膏、プレドニゾロン（軟膏・クリーム）　以下眼軟膏　プレドニゾロン眼軟膏
	酢酸ヒドロコルチゾン Ⅴ群	コルテス（軟膏・クリーム）・強力レスタミンコーチゾンコーワ軟膏
	ヒドロコルチゾンの合剤	エキザルベ、オイラックスH軟膏、テラ・コートリル軟膏、テラコー・スプレー
	リン酸ベタメタゾンナトリウム	眼・耳科用リンデロンA軟膏
	酢酸プレドニゾロン	プレドニン眼軟膏、酢酸プレドニゾロン眼軟膏

ステロイド軟膏

使用量上限めやす 成人（1日当たり単純塗布）	使用量上限めやす 小児（1日当たり単純塗布）	成人の体幹　四肢への使用期間上限めやす	備考
幼小児や老人では副作用が生じやすいのでこのランク以下がよく処方されやすい			全身作用少ない
			★ハイセチンP、クロマイ－Pはクロラムフェニコールとフラジオマイシン（抗生剤）配合　★エアゾリンD1はフラジオマイシン（抗生剤）配合　作用時間中程度
			★強力レスタミンコーチゾンコーワはフラジオマイシン（抗生剤）と塩酸ジフェンヒドラミン（抗ヒスタミン薬）の合剤　作用時間短い
			★エキザルベは大腸菌等混合死菌を配合★オイラックスHはクロタミトン配合★テラ・コートリルはオキシテトラサイクリン（抗生剤）配合　作用時間短い
			★フラジオマイシン（抗生剤）配合

第10章 外用薬

非ステロイド消炎剤

同じ成分でも製薬会社によって薬品名は異なる。太字は先発品、その他は後発品（ジェネリック）である。

成分名	薬品名
ブフェキサマク	**アンダーム（軟膏・クリーム）**、アンホリル（軟膏・クリーム）、エンチマック（軟膏・クリーム）、サリベドール（軟膏・クリーム）、デルキサム（軟膏・クリーム）、ルブラゾン（軟膏・クリーム）
ウフェナマート	**フエナゾール（軟膏・クリーム）**、コンベック（軟膏・クリーム）
ベンダザック	**ジルダザック（軟膏・クリーム）**、イワザック軟膏、ジベンザック（軟膏・クリーム）
イブプロフェンピコノール	**スタデルム（軟膏・クリーム）、ベシカム（軟膏・クリーム）**イプロニン（軟膏・クリーム）
スプロフェン	**スルプロチン（軟膏・クリーム）**、スレンダム（軟膏・クリーム）、トパルジック（軟膏・クリーム）
ジメチルイソプロピルアズレン	**アズノール軟膏**、ハスレン軟膏

保湿・保護剤など・その他

成分名	薬品名
酸化亜鉛	**亜鉛華軟膏、ラッサパスタ、グリパスC軟膏、カチリ（リニメント）**、亜鉛華単軟膏、ウイルソン軟膏、カラミンローション、サトウザルベ、チンク油、、フェノール・亜鉛華リニメント、ボチシート、その他粉末は亜鉛華、亜鉛華でんぷん、酸化亜鉛
吸水軟膏	**吸水軟膏**

保湿・保護剤など・その他

種類	備考
非ステロイド抗炎症剤NSAID	最近では添加物のラノリンによる接触性皮膚炎だけでなく、その主成分に感作されるという説も。現在でもステロイドの副作用を回避するために特に小児科などで処方されている。
非ステロイド抗炎症剤NSAID	
非ステロイド抗炎症剤NSAID	
非ステロイド抗炎症剤NSAID	
非ステロイド抗炎症剤NSAID	
抗炎症剤	

種類	備考
患部の保護・じゅくじゅくの改善　鎮痛、鎮痒、収斂、消炎剤	★グリパスCは脱脂大豆乾留タール＋塩酸ジフェンヒドラミン配合
	★ラッサパスタはサリチル酸配合
	★ボチシートは分割線入りプラスチックフィルム・プラスチックネット・軟膏・リント布の四層構造
軟膏基剤　皮膚保護剤	油の比率が多い

第10章 外用薬

成分名	薬品名
尿素製剤	**ケラチナミンコーワ軟膏**、アセチロール軟膏、ウリモックス軟膏、ウレア軟膏、ウレパール軟膏、ウレパールL（ローション）、ケラベンス軟膏、パスタロン（軟膏・ローション）、パスタロンソフト、ベギン軟膏、ワイドコール軟膏、その他尿素（粉末）
ビタミンA	**ザーネ軟膏**
サリチル酸	サリチル酸ワセリン軟膏　その他粉末は**サリチル酸**
親水軟膏	**親水軟膏**
白色軟膏	**白色軟膏**
白色ワセリン	**白色ワセリン、プロペト**
ヘパリン類似物質	**ヒルドイド（軟膏・ゲル・ローション）**、クラドイド（軟膏・ローション）、セレロイズ軟膏、ゼムロンゲル、ビーソフテン（軟膏・ゲル・ローション）、ヒルドイドソフト、ヘパダーム（軟膏・ゲル）、ホソイドンゲル
ビタミンE・A	**ユベラ軟膏**
クロタミトン	**オイラックス軟膏**
ジフェンヒドラミン	**レスタミン軟膏**
dl-カンフル	**カンフル精、dl-カンフル**、東豊カンフルチンキ

その他　つばき油　プラスチベース　オリーブ油などの保護剤がある

消毒剤

成分名	薬品名
ポビドンヨード	**イソジン液**　Jヨード液　DJポビドンヨード液　イオダインM液　テルニジン外用液　ネオヨジン液　ネグミン液　ヒシヨード液　ヒポジン液　ボンゴール液　ポビドンヨード液　ポビドン－A　ポピヨード液　ポピヨドン液　ポピラール液　マイクロシールドPVP-S　東海ポビドン液

消毒剤

種類	備考
保湿	刺激がある
保湿　角化性皮膚疾患	
保湿など	
軟膏基剤　皮膚保護剤	水の比率が多い
軟膏基剤　皮膚保護剤	
軟膏基剤　皮膚保護剤	プロペトとは眼科用白色ワセリンのこと
保湿	出血しているところには使用不可
保湿	
鎮痒剤	抗ヒスタミン
鎮痒剤	抗ヒスタミン
外用消炎・鎮痛剤	刺激あり

種類	備考
消毒	じゅくじゅくのケースでは黄色ブドウ球菌が1平方センチメートル当たり数千個。この菌の毒素は皮膚のTリンパ球を活性化させるので症状がひどくなる。これを抑えるために消毒する。ちなみに酸性水などもこのような目的である

第10章 外 用 薬

抗生物質

成分名	薬品名
硫酸ゲンタマイシン	ゲンタシン（軟膏・クリーム）　エルタシン軟膏　ゲルナート軟膏
硫酸フラジオマイシン	フラジオ軟膏「山川」　バラマイシン軟膏　ソフラチュール　ソフラチュール帯
フシジン酸ナトリウム	フシジンレオ軟膏
ムピロシンカルシウム	バクトロバン鼻腔用軟膏

抗生物質

種類	備考
抗生物質	細菌による感染が起きた場合に使用
抗生物質	細菌による感染が起きた場合に使用　バラマイシンにはバシトラシン含む。ソフラチュールは貼付剤
抗生物質	その化学構造中にステロイド骨格を有する特異な抗生物質で、アンピシリン、エリスロマイシン、テトラサイクリン、クロラムフェニコールなど他の抗生物質との交叉耐性をほとんど認めない
抗生物質	鼻腔内MRSA除菌剤

第10章 外 用 薬

免疫抑制剤

成分名	薬品名
タクロリムス	プロトピック軟膏、プロトピック小児用軟膏

抗ウィルス薬

成分名	薬品名	種類
アシクロビル	ゾビラックス眼軟膏	抗ウィルス
ビダラビン	アラセナ−A、アラーゼ、カサール、シオスナール	抗ウイルス

種類	備考
免疫抑制	T細胞活性化抑制の他に、皮膚の抗原提示細胞の抗原提示抑制や、好塩基球からのヒスタミン放出の抑制、好酸球の脱顆粒の抑制などの作用がある。2003年12月より，小児（2～15歳）のアトピー性皮膚炎の患者にも濃度を薄くした小児用のものが使用されるようになった。しかし，小児の使用に際してはメディア報道などでいろいろな情報が飛び交っている。主な問題は（1）マウス（実験用のネズミ）にこの薬を長期間塗り続けるという実験で，高い血液中の濃度が長期に続いたことより，リンパ腫という癌の増加が見られたこと。（2）この薬との関連ははっきりしていないものの，外国において，この薬を使用中にリンパ腫と皮膚癌が見られたことが報告されていること 1日1～2回　★1回あたりの塗布量 ① 2歳～5歳（20kg未満）：1g ② 6歳～12歳（20kg以上50kg未満）：2g～4g ③ 13歳以上（50kg以上）：5g 2W以内に改善されない場合は使用を中止することや、強い紫外線に当たらないことなどが主な注意事項である

用法用量	備考
1日数回塗布	単純ヘルペスウイルスに起因する角膜炎
1日1～4回塗布	帯状疱疹、単純疱疹

第10章 外用薬

抗真菌

成分名	薬品名	種類
ラノコナゾール	アスタット液、アスタットクリーム、アスタット軟膏	抗真菌
ネチコナゾール塩酸塩	アトラント外用液、アトラントクリーム	抗真菌
塩酸テルビナフィン	ラミシール、塩酸テルビナフィン、テビーナ、ケルガー	抗真菌
リラナフタート	ゼフナートクリーム	抗真菌
ビホナゾール	マイコスポール、ゼルス、ホスポールクリーム	抗真菌
ケトコナゾール	ニゾラールクリーム、ニゾラールローション	抗真菌
塩酸ブテナフィン	メンタックスクリーム	抗真菌
ルリコナゾール	ルリコン液、ルリコンクリーム	抗真菌

消炎・鎮痛、その他

成分名	薬品名	種類
インドメタシン	インテバン外用液、インテバンクリーム	消炎・鎮痛（NSAIDS・インドメタシン）
ジクロフェナクナトリウム	ボルタレンゲル	消炎・鎮痛（NSAIDS・ジクロフェナク）
フルルビプロフェン	アドフィード貼付剤	消炎・鎮痛パップ（NSAIDs）

消炎・鎮痛、その他

用法用量	備考
1日1回塗布	白癬：足白癬、体部白癬、股部白癬　カンジダ症：間擦疹、指間びらん症、爪囲炎、癜風
1日1回塗布	白癬：足白癬、体部白癬、股部白癬　カンジダ症：間擦疹、指間びらん症、爪囲炎、癜風
1日1回塗布	白癬：足白癬、体部白癬、股部白癬　カンジダ症：間擦疹、指間びらん症、爪囲炎、癜風
1日1回塗布	白癬：足白癬、体部白癬、股部白癬
1日1回塗布	白癬：足白癬、体部白癬、股部白癬　カンジダ症：間擦疹、指間びらん症、爪囲炎、癜風
1日1回塗布	白癬：足白癬、体部白癬、股部白癬、カンジダ症：間擦疹、指間びらん症、爪囲炎、癜風、脂漏性皮膚炎
1日1回塗布	白癬：足部白癬、股部白癬、体部白癬、癜風
1日1回塗布	白癬：足白癬、体部白癬、股部白癬、カンジダ症：間擦疹、指間びらん症、癜風

用法用量	備考
1日数回塗布	変形性関節症、肩関節周囲炎、腱・腱鞘炎、腱周囲炎、上腕骨上顆炎（テニス肘など）、筋肉痛、外傷後の腫脹・疼痛
1日数回塗布	変形性関節症、肩関節周囲炎、腱・腱鞘炎、腱周囲炎、上腕骨上顆炎（テニス肘など）、筋肉痛（筋・筋膜性腰痛症など）、外傷後の腫脹・疼痛
1日2回貼付	変形性関節症、肩関節周囲炎、腱・腱鞘炎、腱周囲炎、上腕骨上顆炎（テニス肘など）、筋肉痛、外傷後の腫脹・疼痛

第10章 外用薬

成分名	薬品名	種類
ケトプロフェン	モーラス30、60、モーラステープ	消炎・鎮痛パップ（NSAIDs）
塩化カルプロニウム	フロジン液	脱毛症治療薬

目薬

成分名	薬品名	種類
フマル酸ケトチフェン	ザジテン点眼液、ケトテン点眼液	アレルギー性結膜炎治療薬
ペミロラストカリウム	ペミラストン点眼液、アレギサール点眼液	アレルギー性結膜炎治療薬
塩酸レボカバスチン	リボスチン点眼液0.025%	アレルギー性結膜炎治療薬
クロモグリク酸ナトリウム	インタール点眼液	抗アレルギー（ケミカルメディエータ遊離抑制）
トラニラスト	リザベン点眼液	抗アレルギー（ケミカルメディエータ遊離抑制）
イブジラスト	アイビナール点眼液0.01%	抗アレルギー（ケミカルメディエータ遊離抑制）
ブロムフェナクナトリウム	ブロナック点眼液	非ステロイド系炎症・鎮痛
プラノプロフェン	ニフラン点眼液	非ステロイド系炎症・鎮痛
フルオロメトロン	フルメトロン点眼液、フルオロメトロン点眼液、オドメール点眼液	抗炎症ステロイド

用法用量	備考
1日2回貼付	変形性関節症、肩関節周囲炎、腱・腱鞘炎、腱周囲炎、上腕骨上顆炎（テニス肘など）、筋肉痛、外傷後の腫脹・疼痛
脱毛症：1日2-3回塗布、尋常性白斑：1日3-4回塗布	円形脱毛症、悪性脱毛症、び漫性脱毛症、枕糠性脱毛症、壮年性脱毛症、症候性脱毛症など、乾性脂漏、尋常性白斑

用法用量	備考
1回1～2滴を1日4回	アレルギー性結膜炎
1回1滴を1日2回	アレルギー性結膜炎、春季カタル
1回1～2滴を1日4回	アレルギー性結膜炎
1回1～2滴を1日4回	アレルギー性結膜炎、春季カタル
1回1～2滴を1日4回	アレルギー性結膜炎
1回1～2滴を1日4回	アレルギー性結膜炎
1回1～2滴を1日2回	外眼部および前眼部の炎症性疾患の対症療法〔眼瞼炎、結膜炎、強膜炎（上強膜炎を含む）、術後炎症〕
1回1～2滴を1日2回	外眼部および前眼部の炎症性疾患の対症療法（眼瞼炎、結膜炎、角膜炎、強膜炎、上強膜炎、前眼部ブドウ膜炎、術後炎症）
1回1～2滴を1日2～4回	外眼部の炎症性疾患（眼瞼炎、結膜炎、角膜炎、強膜炎、上強膜炎など）

第10章 外 用 薬

アレルギー性鼻炎治療薬

成分名	薬品名	種類
塩酸レボカバスチン	リボスチン点鼻液	アレルギー性鼻炎治療薬
フマル酸ケトチフェン	ザジテン点鼻液、ケトテン点鼻液	アレルギー性鼻炎治療薬
フルチカゾンプロピオン酸エステル	フルナーゼ点鼻液	アレルギー性鼻炎治療薬
プロピオン酸ベクロメタゾン	アルデシンAQネーザル、ペンブリンAQネーザル	アレルギー性鼻炎治療薬

褥瘡・皮膚潰瘍治療剤

成分名	薬品名	種類
トラフェルミン	フィブラストスプレー	褥瘡・皮膚潰瘍治療剤
トレチノイントコフェリル	オルセノン	褥瘡・皮膚潰瘍治療剤
精製白糖、ポビドンヨード	ユーパスタコーワ軟膏	褥瘡・皮膚潰瘍治療剤
アルプロスタジル	プロスタンディン軟膏	褥瘡・皮膚潰瘍治療薬
ジメチルイソプロピルアズレン	アズノール軟膏	湿疹・熱傷・皮膚潰瘍治療薬

用法用量	備考
1日4回	アレルギー性鼻炎
1日4回	アレルギー性鼻炎
1日2回	アレルギー性鼻炎、血管運動性鼻炎
1日4回	アレルギー性鼻炎、血管運動性鼻炎

用法用量	備考
1日1回5噴霧	褥瘡、皮膚潰瘍（熱傷潰瘍、下腿潰瘍）
1日1〜2回	褥瘡、皮膚潰瘍（熱傷潰瘍、糖尿病性潰瘍、下腿潰瘍）
1日1〜2回	褥瘡、皮膚潰瘍（熱傷潰瘍、下腿潰瘍）
1日2回　ガーゼにて保護	褥瘡、皮膚潰瘍（熱傷潰瘍、糖尿病性潰瘍、下腿潰瘍、術後潰瘍）
1日数回	湿疹、熱傷・その他の疾患によるびらんおよび潰瘍

第11章　漢　方　薬

　漢方薬はいくつもの生薬を組み合わせて作られている。現在は、煎じ薬を乾燥させてアルミパックに入れ、持ちやすく、また飲みやすくしたエキス剤が主流となっている。
　漢方薬の基本的な考え方は、人がもっている病気を治す力を高めることである。また、病名で診断することだけでなく、患者一人ひとりの体質や病気の状態を見きわめながら、最適な漢方薬を使い分けていく、いわゆる「オーダーメード」の治療だといえる。このため、同じ病気でも患者さんの状態によって飲む薬が違ったり（同病異治）、一つの薬がいろいろな病気に応用される（異病同治）こともある。
　新薬の多くは、有効成分が単一で、切れ味が鋭く、即効性があるため、

番号	薬品名	成分	味	適応症
117	茵陳五苓散エキス（インチンゴレイサン）	日局タクシャ 日局ソウジュツ 日局チョレイ 日局ブクリョウ 日局インチンコウ 日局ケイヒ	わずかな渋味	のどが渇いて、尿が少ないものの次の諸症 嘔吐、じんましん、二日酔のむかつき、むくみ

感染症の菌を殺す、熱や痛みをとる、血圧を下げる、といった一つの症状に対する直接的な治療に適している。一方、漢方薬は、慢性的な病気や全身的な病気の治療など、複雑・多彩な症状に効果を発揮する。しかも、漢方薬の中にはお湯に溶かして服用することが可能なものもあるので、必要に応じて飲み方を変えてもよい。

漢方の用語、「陰陽」、「虚実」は、それぞれ以下のよう意味を持っている。
① 陰陽
陰：寒がりで厚着・温熱刺激を好む、顔面蒼白、低体温
陽：熱性で活動性の反応を示す。暑がりで薄着を好み、冷水を多飲、顔面紅潮、首から上に汗をかく
② 虚実
虚：体力衰弱型
中：体力中程度
実：体力充実型
「番号」で*のあるものは、子供によく使われる。

注意	副作用	その他
	発疹、発赤、そう痒等が現われることがある	中・中 浸出液が多く赤みを帯びる皮膚に。

第11章 漢方薬

番号	薬品名	成分	味	適応症
135	茵陳蒿湯エキス（インチンコウトウ）	日局インチンコウ 日局サンシシ 日局ダイオウ	わずかな渋味	尿量減少、やや便秘がちで比較的体力のあるものの次の諸症 黄疸、肝硬変症、ネフローゼ、じんましん、口内炎
106＊	温経湯エキス（ウンケイトウ）	日局バクモンドウ 日局ハンゲ 日局トウキ 日局カンゾウ 日局ケイヒ 日局シャクヤク 日局センキュウ 日局ニンジン 日局ボタンピ 日局ゴシュユ 日局ショウキョウ アキョウ	わずかな辛味と渋味	手足がほてり、唇がかわくものの次の諸症 月経不順、月経困難、こしけ、更年期障害、不眠、神経症、湿疹、足腰の冷え、しもやけ

注意	副作用	その他
★妊婦または妊娠している可能性のある婦人には投与しないことが望ましい。［ダイオウの子宮収縮作用および骨盤内臓器の充血作用により流早産の危険性あり］★授乳中の婦人には慎重に投与。［ダイオウ中のアントラキノン誘導体が母乳中に移行し、乳児の下痢を起こすことがある］★下痢、軟便のある方、著しく胃腸の虚弱な方は注意［これらの症状が悪化するおそれがある。］★著しく体力の衰えている方は注意［副作用が現われやすくなり、その症状が増強されるおそれがある］★ダイオウの瀉下作用には個人差が認められるので、用法および用量に注意すること	★重大な副作用・・・肝機能障害、黄疸★その他の副作用・・・食欲不振、胃部不快感、腹痛、下痢等が現われることがある	陽・実肝障害に対する作用・肝線維化抑制作用・利胆作用 赤く、少し腫れる感じの皮膚に
★著しく胃腸の虚弱な方は注意［食欲不振、胃部不快感、悪心、下痢等が現われることがある］★カンゾウ含有製剤やグリチルリチン酸及びその塩類を含有する製剤と一緒に服用すると偽アルドステロン症が現われやすくなる。低カリウム血症の結果として、ミオパシーが現われやすくなる。★妊婦または妊娠している可能性のある婦人には投与しないことが望ましい。［ボタンピにより流早産の危険性がある］	★重大な副作用・・・偽アルドステロン症・ミオパシー★その他の副作用・・・発疹、発赤、掻痒、蕁麻疹等、食欲不振、胃部不快感、悪心、下痢等が現われることがある	陰・虚排卵誘発作用・性周期に対する作用 乾燥し硬くなりやすい皮膚に。暗い赤みで薄い色

第11章 漢　方　薬

番号	薬品名	成分	味	適応症
28＊	越婢加朮湯エキス（エッピカジュツトウ）	日局セッコウ 日局マオウ 日局ソウジュツ 日局タイソウ 日局カンゾウ 日局ショウキョウ	わずかな甘味と渋味	浮腫と汗が出て小便不利のあるものの次の諸症　腎炎、ネフローゼ、脚気、関節リウマチ、夜尿症、湿疹
15	黄連解毒湯エキス（オウレンゲドクトウ）	オウゴン 日局オウレン 日局サンシシ 日局オウバク	苦い	比較的体力があり、のぼせ気味で、いらいらする傾向のあるものの次の諸症　喀血、吐血、下血、脳溢血、高血圧、心悸亢進、ノイローゼ、皮膚そう痒症、胃炎

注意	副作用	その他
★病後の衰弱期、著しく体力の衰えている方、胃腸の虚弱な方は副作用が現われやすいので注意。★発汗傾向の著しい方は注意［発汗過多、全身脱力感等が現われるおそれがある］★狭心症、心筋梗塞等の循環器系の障害のある方、重症高血圧症の方、高度の腎障害のある方、排尿障害のある方、甲状腺機能亢進症の方は注意［疾患および症状が悪化するおそれがある］★カンゾウ含有製剤やグリチルリチン酸及びその塩類を含有する製剤と一緒に服用すると偽アルドステロン症が現われやすくなる。低カリウム血症の結果として、ミオパシーが現われやすくなる。★マオウ含有製剤・エフェドリン類含有製剤・モノアミン酸化酵素（MAO）阻害剤・甲状腺製剤・カテコールアミン製剤・キサンチン系製剤との併用で不眠、発汗過多、頻脈、動悸、全身脱力感、精神興奮等が現われやすくなる	★重大な副作用・・・偽アルドステロン症・ミオパシー★その他の副作用・・・不眠、発汗過多、頻脈、動悸、全身脱力感、精神興奮等、食欲不振、胃部不快感、悪心、嘔吐、軟便、下痢等、排尿障害等が現われることがある。	陽・実 皮膚炎に対する作用 赤く腫れた皮膚、浸出液の多い湿疹に
★体力の著しく弱った方は副作用がでやすいので注意	★重大な副作用・・・間質性肺炎・肝機能障害、黄疸★その他の副作用・・・発疹、蕁麻疹・食欲不振、胃部不快感、悪心、嘔吐、腹痛、下痢等が現われることがある。	陽・実 血小板凝集抑制作用・抗炎症作用 皮膚が赤く痒がり、掻くと血が出る場合に

第11章 漢方薬

番号	薬品名	成分	味	適応症
1	葛根湯エキス（カッコントウ）	日局カッコン 日局タイソウ 日局マオウ 日局カンゾウ 日局ケイヒ 日局シャクヤク 日局ショウキョウ	辛味	自然発汗がなく頭痛、発熱、悪寒、肩こり等を伴う比較的体力のあるものの次の諸症 感冒、鼻かぜ、熱性疾患の初期、炎症性疾患（結膜炎、角膜炎、中耳炎、扁桃腺炎、乳腺炎、リンパ腺炎）、肩こり、上半身の神経痛、蕁麻疹
107	牛車腎気丸エキス（ゴシャジンキガン）	日局ジオウ 日局ゴシツ 日局サンシュユ 日局サンヤク 日局シャゼンシ 日局タクシャ 日局ブクリョウ 日局ボタンピ 日局ケイヒ 修治ブシ末	わずかな甘味と酸味	疲れやすくて、四肢が冷えやすく尿量減少または多尿で時に口渇がある次の諸症： 下肢痛、腰痛、しびれ、老人のかすみ目、かゆみ、排尿困難、頻尿、むくみ

注意	副作用	その他
★カンゾウ含有製剤やグリチルリチン酸およびその塩類を含有する製剤と一緒に服用すると偽アルドステロン症が現われやすくなる。低カリウム血症の結果として、ミオパシーが現われやすくなる。★病後の衰弱期、著しく体力の衰えている方は副作用が現われやすいので注意★著しく胃腸の虚弱な方は注意［食欲不振、胃部不快感、悪心、嘔吐等が現われることがある］★発汗傾向の著しい方は注意［発汗過多、全身脱力感等が現われることがある］★狭心症、心筋梗塞等の循環器系の障害のある方、重症高血圧症の方、高度の腎障害のある方、排尿障害のある方、甲状腺機能亢進症の方は注意［疾患および症状が悪化するおそれがある］★マオウ含有製剤・エフェドリン類含有製剤・モノアミン酸化酵素（MAO）阻害剤・甲状腺製剤・カテコールアミン製剤・キサンチン系製剤との併用で不眠、発汗過多、頻脈、動悸、全身脱力感、精神興奮等が現われやすくなる	★重大な副作用・・・偽アルドステロン症・ミオパシー・肝機能障害、黄疸★その他の副作用・・・発疹、発赤、掻痒等、不眠、発汗過多、頻脈、動悸、全身脱力感、精神興奮等、食欲不振、胃部不快感、悪心、嘔吐、排尿障害等が現われることがある。また湿疹、皮膚炎等が悪化することがある。	陽・実 抗アレルギー作用・インフルエンザウィルス感染症に対する作用 皮膚が赤く腫れ、かゆみが強いものの初期に。
★妊婦または妊娠している可能性のある婦人には投与しないことが望ましい。［ゴシツ、ボタンピにより流早産の危険性があり、修治ブシ末の副作用が現われやすくなる］★体力の充実している方・暑がりで、のぼせが強く、赤ら顔の方は副作用が現われやすくなる。★著しく胃腸の虚弱な方は注意［食欲不振、胃部不快感、悪心、嘔吐、腹部膨満感、腹痛、下痢、便秘等が現われることがある］	★重大な副作用・・・肝機能障害、黄疸★その他の副作用・・・発疹、発赤、そう痒等、食欲不振、胃部不快感、悪心、嘔吐、腹部膨満感、腹痛、下痢、便秘等、心悸亢進、のぼせ、舌のしびれ等が現われることがある	陰・虚 しびれに対する作用・冷感に対する作用・水晶体混濁に対する作用・神経伝導速度に対する作用・抗侵害受容（鎮痛）作用・血流量増加作用 皮膚がむくみがちで浸出液が多いものに。特に足。

第11章 漢方薬

番号	薬品名	成分	味	適応症
80＊	柴胡清肝湯エキス（サイコセイカントウ）	日局サイコ 日局オウゴン 日局オウバク 日局オウレン 日局カロコン 日局カンゾウ 日局キキョウ 日局ゴボウシ 日局サンシシ 日局ジオウ 日局シャクヤク 日局センキュウ 日局トウキ 日局ハッカ 日局レンギョウ	えぐ味を帯びた特異な味	かんの強い傾向のある小児の次の諸症 神経症、慢性扁桃腺炎、湿疹
59＊	治頭瘡一方エキス（ヂヅソウイッポウ）	日局センキュウ 日局ソウジュツ 日局レンギョウ 日局ボウフウ 日局カンゾウ 日局ケイガイ 日局コウカ 日局ダイオウ ニンドウ	わずかな甘味	湿疹、くさ、乳幼児の湿疹

注意	副作用	その他
★著しく胃腸の虚弱な方は注意［食欲不振、胃部不快感、悪心、嘔吐、下痢等が現われることがある］★カンゾウ含有製剤やグリチルリチン酸及びその塩類を含有する製剤と一緒に服用すると偽アルドステロン症が現われやすくなる。低カリウム血症の結果として、ミオパシーが現われやすくなる。	★重大な副作用・・・偽アルドステロン症・ミオパシー★その他の副作用・・・食欲不振、胃部不快感、悪心、嘔吐、下痢等が現われることがある。	中・中抗アレルギー作用 神経質。乾燥気味の皮膚が赤くなったりかゆい場合に
★カンゾウ含有製剤やグリチルリチン酸およびその塩類を含有する製剤と一緒に服用すると偽アルドステロン症が現われやすくなる。低カリウム血症の結果として、ミオパシーが現われやすくなる。★下痢、軟便のある方、著しく胃腸の虚弱な方は注意［これらの症状が悪化するおそれがある］★著しく体力の衰えている方［副作用が現われやすくなり、その症状が増強されるおそれがある］★ダイオウの瀉下作用には個人差が認められるので、用法及び用量に注意。★妊婦または妊娠している可能性のある婦人には投与しないことが望ましい。［ダイオウの子宮収縮作用および骨盤内臓器の充血作用、コウカにより流早産の危険性］★授乳中の婦人には注意。［ダイオウ中のアントラキノン誘導体が母乳中に移行し、乳児の下痢を起こすことがある。］	★重大な副作用・・・偽アルドステロン症・ミオパシー★その他の副作用・・・食欲不振、胃部不快感、悪心、腹痛、下痢等が現われることがある。	陽・実 浸出液と赤みの強い皮膚に使う　特に顔面・頭部

第11章 漢方薬

番号	薬品名	成分	味	適応症
6*	十味敗毒湯エキス（ジュウミハイドクトウ）	日局キキョウ 日局サイコ 日局センキュウ 日局ブクリョウ 日局ボウフウ 日局カンゾウ 日局ケイガイ 日局ショウキョウ ボクソク ドッカツ	渋味	化膿性皮膚疾患・急性皮膚疾患の初期、じんましん、急性湿疹、水虫
22*	消風散エキス（ショウフウサン）	日局セッコウ 日局ジオウ 日局トウキ 日局ゴボウシ 日局ソウジュツ 日局ボウフウ 日局モクツウ 日局チモ 日局カンゾウ 日局クジン 日局ケイガイ ゴマ ゼンタイ	わずかな甘味と苦味	分泌物が多く、かゆみの強い慢性の皮膚病（湿疹、蕁麻疹、水虫、あせも、皮膚そう痒症）
101	升麻葛根湯エキス（ショウマカッコントウ）	日局カッコン 日局シャクヤク 日局ショウマ 日局カンゾウ 日局ショウキョウ	わずかな甘味	感冒の初期、皮膚炎

注意	副作用	その他
★著しく体力の衰えている方は注意［皮膚症状が悪化するおそれがある］ ★著しく胃腸の虚弱な方は注意［食欲不振、胃部不快感、悪心、下痢等が現われるおそれがある］ ★カンゾウ含有製剤やグリチルリチン酸及びその塩類を含有する製剤と一緒に服用すると偽アルドステロン症が現われやすくなる。低カリウム血症の結果として、ミオパシーが現われやすくなる。	★重大な副作用‥‥偽アルドステロン症・ミオパシー★その他の副作用‥‥食欲不振、胃部不快感、悪心、下痢等が現われることがある。	中・中〜実 抗アレルギー作用（好中球活性化作用・活性酸素に対する作用・皮膚角化に対する作用） 乾燥しがちでときに化膿する皮膚に
★体力の著しく弱った方は副作用がでやすいので注意★胃腸の虚弱な方は注意［食欲不振、胃部不快感、悪心、嘔吐、軟便、下痢等が現われることがある］★カンゾウ含有製剤やグリチルリチン酸及びその塩類を含有する製剤と一緒に服用すると偽アルドステロン症が現われやすくなる。低カリウム血症の結果として、ミオパシーが現われやすくなる。★患部が乾燥している皮膚疾患では、症状が悪化することがある。	★重大な副作用‥‥偽アルドステロン症・ミオパシー★その他の副作用‥‥食欲不振、胃部不快感、悪心、嘔吐、軟便、下痢等が現われることがある。	陽・実 抗アレルギー作用（ヒスタミン遊離抑制作用・抗炎症作用） 皮膚の赤み、浸出液の多いものに。かさかさにも使われる。かゆみを軽くする成分含有
★カンゾウ含有製剤やグリチルリチン酸およびその塩類を含有する製剤と一緒に服用すると偽アルドステロン症が現われやすくなる。低カリウム血症の結果として、ミオパシーが現われやすくなる。	★重大な副作用‥‥偽アルドステロン症・ミオパシー★湿疹、皮膚炎等が悪化することがある	中・中 赤く少し腫れた感じの皮膚に

第11章 漢方薬

番号	薬品名	成分	味	適応症
8	大柴胡湯エキス （ダイサイコトウ）	日局サイコ 日局ハンゲ 日局オウゴン 日局シャクヤク 日局タイソウ 日局キジツ 日局ショウキョウ 日局ダイオウ	苦味	比較的体力のある人で、便秘がちで、上腹部が張って苦しく、耳鳴り、肩こりなど伴うものの次の諸症 胆石症、胆のう炎、黄疸、肝機能障害、高血圧症、脳溢血、じんましん、胃酸過多症、急性胃腸カタル、悪心、嘔吐、食欲不振、痔疾、糖尿病、ノイローゼ、不眠症
86*	当帰飲子エキス （トウキインシ）	日局トウキ 日局ジオウ 日局シャクヤク 日局センキュウ 日局ボウフウ 日局カシュウ 日局オウギ 日局ケイガイ 日局カンゾウ シツリシ	わずかな甘味	冷え症のものの次の諸症 慢性湿疹（分泌物の少ないもの）、かゆみ
122	排膿散及湯エキス （ハイノウサンキュウトウ）	日局キキョウ 日局カンゾウ 日局キジツ 日局シャクヤク 日局タイソウ 日局ショウキョウ	甘味と辛味	患部が発赤、腫脹して疼痛をともなった化膿症、瘍、せつ、面疔、その他せっ腫症

注意	副作用	その他
★妊婦または妊娠している可能性のある婦人には投与しないことが望ましい。［ダイオウの子宮収縮作用及び骨盤内臓器の充血作用により流早産の危険性あり］★授乳中の婦人には慎重に投与すること。［ダイオウ中のアントラキノン誘導体が母乳中に移行し、乳児の下痢を起こすことがある］★下痢、軟便のある方や著しく胃腸の虚弱な方は注意［これらの症状が悪化するおそれがある］★著しく体力の衰えている方は注意［副作用が現われやすくなり、その症状が増強されるおそれがある］★ダイオウの瀉下作用には個人差が認められるので、用法および用量に注意すること	★重大な副作用・・・間質性肺炎・肝機能障害、黄疸 ★その他の副作用・・・食欲不振、腹痛、下痢等が現われることがある。	陽・実肝障害抑制作用・肝の脂質代謝改善作用・胆石形成抑制作用・抗アレルギー作用・循環系に対する作用 じんましんに
★著しく胃腸の虚弱な方は注意［食欲不振、胃部不快感、悪心、嘔吐、下痢等が現われることがある］★カンゾウ含有製剤やグリチルリチン酸およびその塩類を含有する製剤と一緒に服用すると偽アルドステロン症が現われやすくなる。低カリウム血症の結果として、ミオパシーが現われやすくなる	★重大な副作用・・・偽アルドステロン症・ミオパシー★その他の副作用・・・食欲不振、胃部不快感、悪心、嘔吐、軟便、下痢等が現われることがある。	陰・虚 乾燥してかゆみの強い皮膚に かゆみを沈める成分含有
★アルドステロン症の方・ミオパシーのある方、低カリウム血症のある方は疾患および症状が悪化するおそれがあるので服用不可★カンゾウ含有製剤、グリチルリチン酸及びその塩類を含有する製剤、ループ系利尿剤、チアジド系利尿剤などと一緒に服用すると偽アルドステロン症が現われやすくなる。低カリウム血症の結果として、ミオパシーが現われやすくなる	★重大な副作用・・・偽アルドステロン症・ミオパシー	中・中 膿が溜まり赤く膨らんで痛む皮膚に

第11章 漢方薬

番号	薬品名	成分	味	適応症
20	防已黄耆湯エキス（ボウイオウギトウ）	日局オウギ 日局ボウイ 日局ソウジュツ 日局タイソウ 日局カンゾウ 日局ショウキョウ	甘味	色白で筋肉軟らかく水ぶとりの体質で疲れやすく、汗が多く、小便不利で下肢に浮腫をきたし、膝関節の腫痛するものの次の諸症　腎炎、ネフローゼ、妊娠腎、陰嚢水腫、肥満症、関節炎、癰、せつ、筋炎、浮腫、皮膚病、多汗症、月経不順
87	六味丸エキス（ロクミガン）	日局ジオウ 日局サンシュユ 日局サンヤク 日局タクシャ 日局ブクリョウ 日局ボタンピ	わずかな酸味と苦味	疲れやすくて尿量減少または多尿で、時に口渇があるものの次の諸症　排尿困難、頻尿、むくみ、かゆみ

　アトピーの適用がないので分類不可であるが、有名な2種の外用薬についても以下に記載する。

紫雲膏
しうんこう
（以下は保険適用についての記載であり、アトピーへの保険適用はない。しかし、適用外でアトピーの乾燥した皮膚に使われる場合がある）
　★皮膚の血流を盛んにさせ皮膚の再生を促す
　★日局ゴマ油・日局シコン・日局トウキ・日局サラシミツロウ・日局豚脂からなる赤紫色軟膏
　★過敏症の既往歴のある患者、重度（重症）の熱傷・外傷のある患者、化膿性の創傷で高熱のある患者、患部の湿潤やただれのひどい患者には注意
　★保険適応：火傷、痔核による疼痛、肛門裂傷
　★使用方法：患部を清潔にしたのち、1日数回適量を直接患部に塗布、あるいはガーゼにのばして貼付する
　★副作用：皮膚または局所に発疹、掻痒などが現われることがある
　★目には使用しないこと
　★創傷治癒促進作用
　★衣類に付着すると赤紫色に着色し、脱色しにくいので注意する

注意	副作用	その他
★カンゾウ含有製剤やグリチルリチン酸及びその塩類を含有する製剤と一緒に服用すると偽アルドステロン症が現われやすくなる。低カリウム血症の結果として、ミオパシーが現われやすくなる	★重大な副作用‥‥偽アルドステロン症・ミオパシー・肝機能障害、黄疸★その他の副作用‥‥発疹、発赤、そう痒等が現われることがある	陽・虚 赤みは軽く、薄い浸出液の多い皮膚に。
★妊婦または妊娠している可能性のある婦人には投与しないことが望ましい。[ボタンピにより流早産の危険性がある]★著しく胃腸の虚弱な方は注意[食欲不振、胃部不快感、悪心、嘔吐、下痢等が現われることがある]	食欲不振、胃部不快感、悪心、嘔吐、下痢等が現われることがある。	陰・虚 かさついた皮膚やむくんだ感じの皮膚に。

太乙膏(たいつこう)

(市販薬のみで医療用はなし)

　★トウキ・シャクヤク・ビャクシ・ケイヒ・ゲンジン・ゴマアブラ・ダイオウ・ジュクジオウ・蜜蝋からなるカレーのような色の軟膏

　　★かゆみ、炎症、いたみを鎮める作用・軽い殺菌作用

　　★分泌物の多い皮膚、びらん性の湿疹や赤みの強い湿疹に

第Ⅲ部　美容皮膚科

第12章　美容皮膚科の現状と診療範囲

12.1　美容皮膚科の概略

12.1.1　美容皮膚科の定義

　世の中には「美容皮膚科」と銘打った看板や広告を多く目にするが、普通の皮膚科と何が違うのか概説する。一言でいえば、シミ、シワおよびニキビ治療といった肌を美しくするためのクリニックを「美容皮膚科」と呼び、アトピー性皮膚炎などの皮膚トラブルの治療・改善を行なう診療科である「皮膚科」と使い分けていることが多い。アンチエイジングなども美容皮膚科で行なわれることがある。アンチエイジングとは「抗加齢」と簡単に訳されるが、要は老化を抑えて、若々しさを保持することを目的とした医療行為である。

　同じような目的で、最近では「美容内科」という診療科を標榜する医院もある。「美容皮膚科」は、手術を行なわない点で「美容整形」と区別されている。すなわち、「美しくなるため」の手術（外科的処置）を行なうのは「美容整形外科」で、行なわないのが「美容皮膚科」である。

12.1.2　美容皮膚科の現状と問題点

　美容皮膚科という治療分野が新たにできた理由には、レーザー治療など新しい医療機器の登場や医学の進歩によって、老化した皮膚を若々しく保つための外用療法が普及したことから、皮膚科の一分野として認識されるようになったという背景がある。ただし、美容皮膚科の目的は、病気の治療ではなく、あくまで「キレイになりたい！」と願う人の治療に用いられる医療であるため、健康保険は適用されない。

　しかし、美容皮膚科クリニックでは、一定の条件をクリアした者にしか

認められない皮膚科専門医である医師が在籍していることが多く、専門医から的確なアドバイスや治療・対処が受けられるといったメリットがある。つまり、美容皮膚科では、従来の皮膚科では対応できなかった予防医学までを扱うわけである。

たとえば、ニキビ治療は従来の皮膚科では「できたものを治す」ことが目的であったが、美容皮膚科では「できないようにする」ことを目的とする。メイクで隠していたシミやシワを美容皮膚科で治療することで、メイクは薄くてもよくなり、何歳も若返って見えるようになる。

現在、医師が行なう医療の大部分は保健医療であり、患者の負担は1～3割である。美容皮膚科の診療領域は、「病気」以外の「生活の質を向上」させるところに及んでいるので保険診療はできない。そのため、「自由診療」の範疇に入り、全額自己負担になる。自由診療に該当する薬としては、性機能改善薬の「バイアグラ」、男性型薄毛治療薬の「プロペシア」、低用量ピルなどがあり、これも診察から調剤まですべて自由診療の扱いである。

一方で、一般的な「エステティックサロン」や「コスメティックサロン」などは医師法に規定されていないため、施術の内容や使用できる物質にも制限がある。具体的にはシミ、シワやニキビの治療、「ピーリング」、「ヒアルロン酸注射」、「コラーゲン注射」や「ボトックス注射」などのプチ整形などは医師でなければできない医療行為であり、医師が直接施術するか、医師の監督の下でなければできないことになっている。特に注射は、医師以外には行なえない。医師以外のエステティシャンだけで施術を行なう施設もあるようだが、法律上の問題だけでなく、施術の質の点でもあまり感心できない。

一方で、医師であれば誰でも満足な美容皮膚治療を行なってもらえるかというと、これもまた大きな疑問である。価格だけは一人前で、技術が伴わない医師が多く存在するのも事実で、患者側からの医師の選択が非常に重要である。つまり、大切なのは、技術的にも人柄的にも信頼できる医師

に会えるかどうかである。当然、精神的な安心感などでも、効果の現われ方に大きな差が出る。不安な状態で治療を受けても、不本意な結果になる場合もある。

もともと病気ではないところに治療を行なうので、治療以上に、技術・人柄ともに信頼できる医師との出会いが欠かせないのである。また、はやっている病院が良い病院ではなく、自分にとって安心できる病院が良い病院だと理解することが大事である。

一番大切なことは、診察や説明での医師の様子を基準に、自分にあった医師を選ぶことである。

12.2　美容皮膚科の選択

「自分は何を目的としているのか？」「どんな治療をしてほしいのか？」「どれだけ予算があるのか？」を明確にしてから、まずは、選択した医院やクリニックに出かけるべきである。そして、必ずしも一ヵ所でなくて、納得できる医師を探すべきである。どのような「治療、さらには、アフターケア」が施行されるかを具体的に聞くことも必要である。

このような「努力」がなされないと、トラブルに発展してしまうこともある。しっかりと決めて納得してから、あるいは、知人に医師がいるならアドバイスを受け、決断を下すことが、安心で効果的な治療にもつながることは明白である。むしろ、リラクゼーションや癒し、化粧や肌の手入れをしてもらうことを目的としているのなら、エステティックサロンやコスメティックサロンに行く方が効果的であるともいえる。街中のエステやコスメとの違いは以下のようである（図12.1）。

① エステはリラックス効果や癒しといった精神的な効果も期待できるが、美容皮膚科は医療として行なわれるので、癒し効果は本来期待できない。

② 化粧や肌の手入れの仕方、化粧品の購入は専門ではない。

③ 基本的に、医師や看護師が治療や施術を行なう。

④ 注射や医薬品を使うので、効果が現われやすい。
⑤ 副作用や事故があったときの対応が早い。
⑥ 価格が高額であることが多い

12.3 化粧品

最近では良い化粧品ができていて、「効果」も「価格」も高いものがたくさんあるが、「化粧品」の定義を以下に示すので考えを新たにしてほしい。当然、医師の治療の方が治療効果のあることはいうまでもない。薬事法第2条第3項で、化粧品は次のように定義付けされている。

> 人の身体を清潔にし、美化し、魅力を増し、容貌を変え、又は皮膚若しくは毛髪を健やかに保つために、身体に塗擦、散布その他これらに類似する方法で使用されることが目的とされている物で、人体に対する作用が緩和なものをいう

つまり薬事法上は、効果がはっきりしているものは「医薬品」、効果がはっきりしないものは「化粧品」としているわけで、化粧品に多くの期待をすることはまちがいなのである。当然、「薬用成分が肌に染み込む」などということはほとんどなく、誇大広告に近いと感じることが多い。

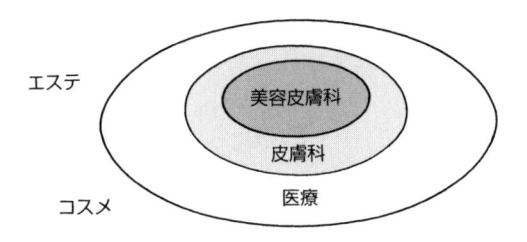

図12.1 美容皮膚科の位置（美容皮膚科は医療の中にあり、保健医療の外にある。外側には、エステティックサロンやコスメティックサロンなどがあり、目的も効果も違う）

具体的にはメーキャップ化粧品、基礎化粧品、ヘアトニック、香水、歯磨き、シャンプー、リンス、（身体を洗うための）石鹸など、いわゆるトイレタリー製品や予防効果などをうたっている、薬用化粧品は薬事法上は化粧品ではなく「医薬部外品」である。

化粧品には、消費者の誤認を招かないように販売名、製造販売業者の名称・住所、製造番号や記号などが明瞭に記載されていなければならない（薬事法第61条）。

また、化粧品には、原則として用いられている全成分が表示なされなければならないことになっている（非開示の承認を得たものを除く）。表示は、配合量の多い順にされる。表示名称は、通常日本化粧品工業連合会で作成している表示名称リストに従う。全成分表示は、2001年（平成13年）からの措置である。同年以降、従来の化粧品の品目ごとの承認や許可が不要になったのを受けて、欧米と同様に、全成分の表示が義務づけられ、消費者への情報提供の機会が確保されたのである。

よって、本当に効果のある施術や治療を希望する場合は、信頼できる医師のいる「美容皮膚科」へ行くことが、効果、時間、価格すべてにおいて満足できる可能性が高いといえる。

12.4 美容皮膚科の治療範囲

治療の範囲を述べる前に、皮膚の構造について概略する。皮膚は簡単に

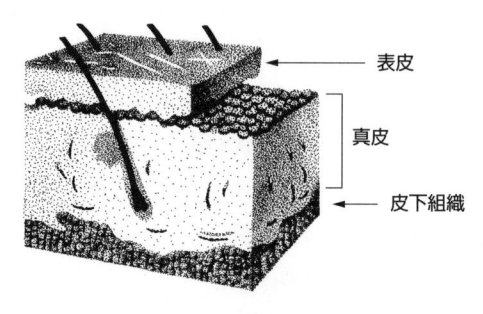

図12.2 皮膚の構造

第12章　美容皮膚科の現状と診療範囲

は表皮、真皮、皮下組織（脂肪層）の3層から構成されている（図12.2）。

12.4.1　皮膚

私たちが日常で「皮膚」と呼んでいるのは、表皮と真皮のみを指すことがほとんどである。皮膚全体に病変が起これば熱が出たり血液検査に影響が出たりするし、一方、内臓に病気があれば皮膚にさまざまな異常変化が現われる。皮膚が「内臓の鏡」といわれるのもそのためである。

(a) 表皮

表皮は皮膚の3層構造の最も外側にある、薄くて丈夫な層で、表皮の外側の部分である角質層は、基本的に傷などのない正常な状態ではほとんどの細菌やウイルス、その他の異物が体内に侵入するのを防いでいる。表皮の最も内側には、日光からの紫外線を吸収し皮膚の色を濃くするメラニン色素をつくっているメラニン細胞がある。

(b) 真皮

一方、表皮の下にあるのが真皮で、肌の張り・弾力・硬さに影響を与える最も重要な役割をはたすところである。真皮は線維組織と弾性組織でできた厚い層で、そのほとんどはタンパク質のコラーゲンとフィブリンからなり、この真皮層が皮膚に弾力性と強さを与えている。コラーゲンは加齢にともない減少し、これがシワやたるみの原因になる。そして、網目状にあるコラーゲンなどの繊維の間を埋め尽くすように存在しているのがヒアルロン酸である。

12.4.2　ターンオーバー

美容皮膚治療の目的は、皮膚を美しくし、それを維持させることである。そのために皮膚の細胞レベルでの動きを簡単に示す。

正常な皮膚は28日間の周期で新陳代謝が行なわれ、細胞が新たに生まれ変わり、古い細胞から新たな細胞へと置き換わる。古くなった肌細胞は、基底層から新たに生成される細胞に、上部へ押し上げられるように角質層まで移動し、垢となり皮膚から剥がれ落ちる。このときシミの原因となるメラニンも古くなった肌細胞とともに押し上げられ排出される。この流れ

を皮膚のターンオーバー（輪廻、代謝回転）という。

　このターンオーバーのサイクルが乱れると、肌の回復が損なわれ、肌の老化が始まり、「シミ、くすみ、シワ、たるみ」などの肌トラブルに見舞われることになる。ターンオーバーは加齢とともに衰え、サイクルも30日〜40日以上へと伸びていく。ターンオーバーを正常に導くためには、血行を促進し、リンパの流れを整える必要がある。しかし、この自然治癒力は体の老化にともなってその力もだんだん小さくなり、回復力は遅くなっていく。それが、シワ・シミ・たるみといった肌のトラブルを生じる原因になる。

　特に女性の場合は、更年期に入ると種々の女性ホルモンの分泌バランスが崩れ、肌の老化が早まる。当然、肌も体の一部なので年を取り、これを肌年齢という。年を取らせないことは不可能であるが、肌へ栄養や刺激を与えたり、老廃物を取り除くことで肌年齢の加齢を遅らせることは可能である。現在行なわれている美容皮膚科の治療内容も、同様の考えに沿っている。

12.5　美容皮膚科の治療方針

美容皮膚科の治療方針は以下のようにまとめられる。
① 老化に伴って、皮膚内にたまった汚れや不要物を取り除く
② 老化した細胞を取り除く
③ 刺激を与える
④ 細胞に栄養を与え、新陳代謝をたかめる。
⑤ 新鮮な細胞を補充する

　非常に簡単に書いたが、これを行なえば家庭でもアンチエイジングは可能なのである。つまり、継続的に肌の手入れをすれば、医者に行かなくても効果的なアンチエイジングは実践できる。こういった考えで、化粧品を使ったりエステに通ったりすることは利にかなっている。この時は「継続」が大事であることを忘れないでほしい。

第12章　美容皮膚科の現状と診療範囲

　現状では、あくまでも老化を遅らせているだけで、どんなことをしてもすべての肌を赤ちゃんの時のようにすることはできない。過大な期待は医師、患者双方にとって重荷となるだけなので、そうであることを理解して美しくなってほしい。

　美容皮膚科の治療範囲は、表皮と真皮だけになる。面積的にはたいへん広いが、その体積は体全体の1/50〜1/100程度にしかならない。つまり、レーザーや注射はこの狭い範囲に行なわれるわけであるから、高い技術が要求されるのはいうまでもない。

第13章　美容皮膚科の症状別治療法

13.1　シワ

　シワの治療はシワの特徴によって方法が変わる。老化にともなうシワにはフォトフェイシャルやレーザー治療が向いている。ヒアルロン酸およびコラーゲンは、固定されたシワ、つまり表情の変化によって変らないシワに効果があり、表情筋によってできるシワは、ボトックスがより有効である。

　皮膚の中では真皮にコラーゲンがたくさんあり、前述したように、そのコラーゲンの間を埋めているのがヒアルロン酸である。肌のヒアルロン酸量が多いと、皮膚に張りが出てくる。赤ちゃんの肌がみずみずしいのはヒアルロン酸を多く含んでいるからである。一方、体の中のコラーゲンやヒアルロン酸量は成長（加齢）とともに減少していき、皮膚のヒアルロン酸も40歳後半から加齢とともに減少していくといわれている。この減少したコラーゲンやヒアルロン酸を直接補ったり、刺激を加えて体内での合成を促すことでシワをとるわけである。

　【禁止事項】注射治療の場合は、施術当日は長時間の入浴・サウナ、飲酒、マッサージは、注射部位の内出血・腫れ・赤みが増すことがあるので注意する。

13.1.1　フォトフェイシャルやレーザー治療

　現在でもさまざまな波長の光やレーザーが開発されているが、基本は光やレーザーを皮膚に照射することで真皮のコラーゲンを作り出す線維芽細胞を活性化させ、新たなコラーゲンを産生させる。光はそれぞれ波長を持ち、レーザーは単一波長の光、フォトフェイシャルはフラッシュランプに

よる光源を採用した光治療である。色素はある特定の波長に反応するので、たとえば、赤い色素は固有の波長に反応し、茶色い色素は別の波長に反応するわけである。つまり、赤ら顔は血管が原因であるので赤い色素に反応するレーザー（光）を、メラニン色素には茶色に反応するレーザー（光）を照射する。

　これらのレーザーの光はターゲットのみに反応するため、目的の部分のみにダメージを与えることができる。また、この作用によりコラーゲンなど肌に有効な成分を作り出す線維芽細胞の働きが活性化され、張りのある肌が生み出され、同時にコラーゲンの産生によって、肌が全体的になめらかになり、張りが出てくる。目の下（下眼瞼(かがんけん)）の小ジワなどには効果があるが、額や眉間の深いシワには効果が見られないこともある。肉体的な負担が最も少なく自然な治療法なのであるが、効果は弱いといわざるを得ない。

　【適応症状】シミ・そばかす／毛細血管拡張／きめの乱れ／小ジワ／赤ら顔／ニキビ跡の赤み／肝斑(かんぱん)という左右対称の特殊なシミ／他の治療後や外傷後の色素沈着／アンチエイジング

　【方法】一回では、はっきりとした効果は出ない。レーザーや光照射を何度も数日に分けて照射し、線維芽細胞を活性化させていく。一回の施術時間は範囲にもよるが10分程度で、2週間に一度くらいの割合で数ヵ月にわたり照射していき、徐々に改善効果を得るものである。

　【効果】光が色に反応して、シミや毛細血管を改善させ、真皮まで到達した光は肌に張りを持たせるコラーゲンの産生を促す。レーザーよりも肌に与えるダメージが少なく、混在した症状が同時に改善していくことが特徴である。

13.1.2　ヒアルロン酸注入

　ヒアルロン酸は、もともと人体の真皮層に含まれている多糖類である。特徴としては、水となじみやすく、肌の張りを保つ働きがあり、保水効果や弾力を維持することなどがあげられる。年齢とともに肌に含まれている

ヒアルロン酸が減少し、シワが出現しやすくなる。ヒアルロン酸にもいろいろと種類があるが、眼瞼周囲には比較的柔らかいタイプを使用し、鼻唇溝《こう》《びしん》などには硬めのヒアルロン酸を使用する。シワだけではなく目の下がくぼんでクマのように見える場合はヒアルロン酸を注入し、皮膚の凹凸を修正すると、それだけで印象が変わり、若々しく見える効果がある。皮膚のシワの下に注入し、シワで萎んでいる部分を盛り上げて目立たなくする。

ヒアルロン酸は抗原性がないのでアレルギーの心配がなく、注射なので傷跡も残らず、気軽に行なえるので人気の高い治療方法である。数ヵ月から1年程度効果が持続し、自然に体内に吸収される。ただし、注入されたヒアルロン酸は少しずつ体内に吸収されてしまうので、効果を持続させるためには半年毎に少量の再注入が必要である。注入直後は多少の赤みや注入部位の隆起を感じる場合もあるが、時間の経過とともに改善していく。注入部位は「皮内」といわれるところで、ツベルクリン反応を見るときのように、皮膚の浅いところに注入する（図13.1）。

【適応症状】 シワ（表情に関係なく谷間ができているシワを浅くする）／法令線《ほうれいせん》／眼の下（くま）／プチ整形（鼻、顎、唇などをふくらませたり、高くしたりする）／ニキビ跡のへこみ／豊胸

【方法】 投与量は、範囲にもよるが0.1～1ml程度で、治療する部位の症状によって使用するヒアルロン酸を選択する。鼻やあごの注入を行なう場合には、注入後の形や盛り上がり程度など、自分の希望を伝えておく。痛

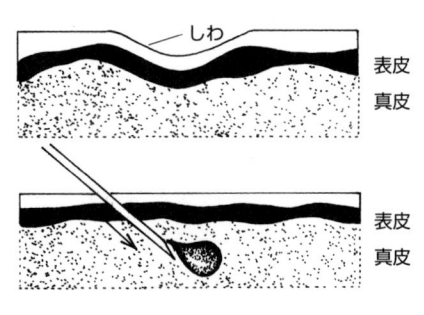

図13.1 ヒアルロン酸の注入

みに敏感な方には、注入による痛みを最小限にするために麻酔薬をヒアルロン酸に混ぜたり麻酔のクリームやテープを用いるので痛みはほとんどない。希望する部位にヒアルロン酸を注射する。施術時間は10〜30分程度で、途中で鏡を見て治療部位を確認することもできる。

【効果】目尻・口もと・額・眉間などの気になるシワをケアしながら、張りのある状態にする。シワの溝をふっくらとなめらかに盛り上げ、肌の張りや弾力を甦らせることができる。注射直後でも腫れはほとんどなく、すぐにメイクができ、日常生活に戻ることが可能である。投与したその日から効果が実感できる点がメリットで、3ヵ月〜1年間効果が持続する。

【注意事項】個人差はあるが、施術後、針跡が残ったり、数日間少し腫れぼったいような感じがすることがある。下眼瞼のシワに注入した場合には、皮膚が薄い部位なので内出血をすることがあるが、自然にひいていく。1年でほぼ吸収されるため必要に応じて追加注入を行なう必要がある。また、プチ整形として、ヒアルロン酸で高さやボリュームを出すには限界があり、高さでは3mmくらいが限度で、それ以上は整形手術が必要である。他に、整形手術前に術後の変化を試して見たい方にも使われることがある。

使用されるヒアルロン酸は、分子量や重合度の違いで硬さや持続時間が異なるので、投与部位や目的によって選択する。分子量が高かったり、架橋度が高いと、硬くて効果の持続時間が長く、逆に低分子量のヒアルロン酸は柔らかく、仕上がりは滑らかになるが持続時間は短いなどの特徴がある（表13.1）。

13.1.3 コラーゲン

コラーゲンとは、アミノ酸を主成分とした繊維状のタンパク質のことである。人間の身体は皮膚・内臓・筋肉など大部分がタンパク質でできているが、そのタンパク質のうち約40%がコラーゲンで、残りがアミノ酸などの栄養素である。肌の奥にある真皮層の70%前後はコラーゲンでできているといわれる。タンパク質であるコラーゲンは、たくさんのアミノ酸から

表13.1 ヒアルロン酸の特徴と効果持続時間

商品名	特徴	効果持続期間
サージダーム、ジュビダーム	一重架橋型	3～12ヵ月程度
ピュラジェン	二重架橋型	6～18ヵ月程度
レスチレン　タッチ	低分子	3～6ヵ月程度
レスチレン、カプティーク	────	3～12ヵ月程度
レスチレン　パーレーン	高分子	6～12ヵ月程度
レスチレン　サブ	超高分子	6～18ヵ月程度
ヒラフォーム		3～6ヵ月程度
ヒラフォーム　プラス	高分子	6～12ヵ月程度
ヒラフォーム　ファインライン	超高分子	6～18ヵ月程度

粒子サイズ	適応
低分子型	目のまわりなどの比較的浅いシワ
高分子型	深いシワ
超高分子型	口角や鼻のワキのくぼみ、こめかみの凹み

できており、それが肌にみずみずしさを与えている。

　肌におけるコラーゲンの主な役割は、表皮を下から支えて肌に張り、弾力を与えることであり、若い肌にはこのコラーゲンがたくさん含まれているため保湿力が高い。しかし、年齢を重ねるごとにコラーゲンは少しずつ減少していき、その結果として保湿力が衰え、乾燥肌になり、光沢、つや、なめらかさが失われていく。

　コラーゲンは、肉や魚の皮や骨、軟骨、内臓、腱などに多く含まれている。豚骨ラーメンや皮つきの鶏の唐揚げ、軟骨つきのスペアリブ、魚を煮たときにできる煮こごりなどから豊富にとることができる。ビタミンCはコラーゲンを体内で合成するときに必要なビタミンであるから、食品などからコラーゲンをとるときに、ビタミンCも一緒にとるように心がけるとより効果的である。コラーゲンを配合した化粧品が数多く販売されているが、これも保湿力を高めることが目的である。

　【適応症状】シワ（表情に関係なく谷間ができているシワ）を浅くす

第13章　美容皮膚科の症状別治療法

る／法令線／眼の下（くま）／プチ整形（鼻、顎、唇などをふくらませたり、高くしたりする）／ニキビ跡のへこみ／豊胸

【方法】表面麻酔を行なった後に、麻酔薬（キシロカインなど）を混ぜたコラーゲンを少量ずつ、均等になるように皮内投与する。施術時間は10分程度で完了する。

【効果】目尻・口もと・額・眉間などの気になるシワをケアしながら、張りのある状態にする。シワの溝をふっくらとなめらかに盛り上げ、肌の張りや弾力を甦らせることができる。注射直後でも腫れはほとんどなく、すぐにメイクができ、日常生活に戻ることが可能である。打ったその日から効果が実感でき、約6ヵ月間効果が持続する。一般的に、ヒアルロン酸よりは持続期間は短いが、コラーゲンのほうが柔らかいので、仕上がりは自然でなめらかに仕上がる。未架橋の製品は、やわらかく、細かいシワの治療に適しており、架橋している製品は、硬いため深いシワの治療に適している（表13.2）。

【禁忌】コラーゲン注入をしてはいけない人：皮内反応（アレルギーテスト）で陽性だった人／自己免疫疾患を抱えている人／アナフィラキシーまたは重篤なアレルギー歴のある人

慎重対応すべき患者：免疫抑制療法を行なっている患者／長期に渡りプレトニゾンあるいは他のステロイド療法を行なっている患者

【注意事項】ヒアルロン酸、コラーゲンは余分に入れすぎてはいけない。

表13.2　コラーゲンの種類

原料	商品名		持続期間
人コラーゲン	コスモダーム	未架橋	3ヵ月〜6ヵ月
	コスモプラスト	架橋	3ヵ月〜6ヵ月
牛コラーゲン	ザイダーム	未架橋	3ヵ月〜6ヵ月
	ザイプラスト	架橋	3ヵ月〜6ヵ月

へこんだ部分（シワ）に多く入れすぎるとかえって注入部分が膨らみすぎてしまうという問題も起こりうる。ただ、純粋な混じりけのないヒアルロン酸、コラーゲンであれば万が一、失敗してしまった場合でも必ず吸収されるので安心といえる。よく「ボコボコになった」という話を相談サイトなどで見かけるが、100％吸収され元に戻る。そういった意味で、ヒアルロン酸、コラーゲンは非常に安全度が高く気軽に、傷跡もなく安心して行なうことができる。しかし、ヒアルロン酸やコラーゲンはいずれ体内に吸収され、元に戻ってしまう。注入用コラーゲンがウシ由来であるのに対し、ヒアルロン酸は合成物であり、関節内の注射薬として長く整形外科で用いられているため、安全性は高い物質である。ヒアルロン酸注入の副作用はほとんどないのに対し、コラーゲンはアレルギー反応などの副作用があるため、現在では注入療法というとヒアルロン酸が主流である。最近ではBSEの心配があるため、ウシ由来ではなくヒト由来のコラーゲンが使われるようになってきている。

13.1.4　ボトックス注射

　ボトックスはアラガン社が医薬品として開発し、1970年代から眼科、神経内科において、顔面チックや斜視、多汗症など、筋肉の活動亢進から起こる多くの疾患に用いられてきて、その安全性はすでに確立されている。美容治療に応用され始めたのは1980年代後半から、2002年には眉間のシワ治療薬としてアメリカのFDA認可を受けた。現在は約70ヵ国で使用されている。

　笑顔など顔の表情をだしたときにのみ現われる表情ジワは、表情筋という筋肉が収縮することによって作られる。ボトックスとは、表情筋にボツリヌス菌の毒素（菌自体ではない）を注射して、注入部の筋肉の働きを弱め、シワをできにくくしようとする治療法である。つい眉間にシワをよせてしまったり、眉を上げてしまう癖のある人、また、笑うとカラスの足跡といわれる目尻にシワが目立ってしまう人などに勧められる治療法である。筋肉が動きにくくなるため多少の違和感を持つことがあるが、徐々に

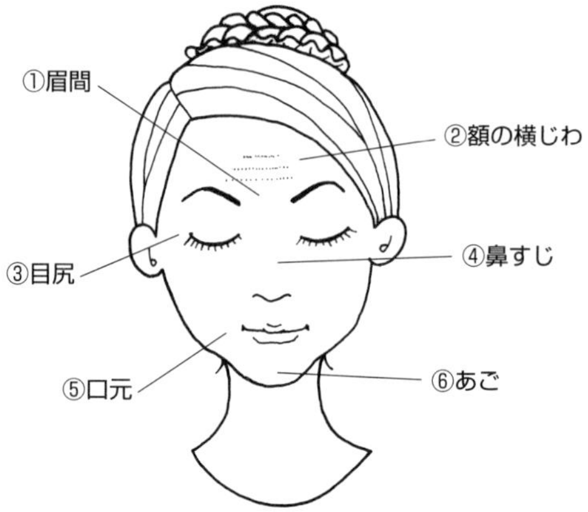

第13章　美容皮膚科の症状別治療法

①眉間
②額の横じわ
③目尻
④鼻すじ
⑤口元
⑥あご

図13.2　ボトックスが効果的な部位（顔）

なれていく。

　注射をしても体内でボツリヌス菌が繁殖してしまうようなことはないので、心配はない。また、ボツリヌス毒素製剤を使用した片頭痛や眼瞼痙攣（まぶたの痙攣）の治療には古い歴史があり、医薬品としての使用経験は長いので安全性への心配もない。シワ以外にも、腋臭症(えきしゅう)の改善や小顔効果もある。治療効果は3ヵ月〜1年である。図13.2に、ボトックスが効果的な部位（顔）を示す。

　【適応症状】表情ジワ（おもに、額・眉間・目尻・鼻の付け根）／腋臭症（わきが）・多汗症／咬筋(こうきん)縮小（小顔効果）

　【方法】それぞれの治療部位に直接注射をする。痛みの目安としては、歯科麻酔の際の注射程度である。痛みに敏感な場合は、麻酔のテープやクリームを使用することもあるが、冷却しながらでも注射できる。所要時間は打つ箇所や本数によって違いはあるが、約10分〜1時間程度である。また痛みに弱い方は希望により全身麻酔が施されることがある。その場合、術後数十分から1時間程度の休息が必要である。

　【効果】ボトックス注射の効果には個人差があるが、一般的に施術後数

13.1 シワ

時間から2週間ほどで効果が現われてくるといわれている。また、ボトックス注射の効果持続は2～6ヵ月程度が一般的である。ボトックスは、注射をした部分の神経と筋肉の連結部分をブロックする効果があり、その程度は注射の量でコントロールする。

(a) 表情ジワ

表情ジワは、顔面の筋肉が収縮することで皮膚が折りたたまれてできるものである。ボトックスは、注入した部分の筋肉の力を弱くしたり麻痺させてしまうことができるので、筋肉が動かなくなる、または動きにくくなることで、表情ジワができるのを防ぐ。ボトックスは治療が行なわれた部分にだけ効果を発揮するので、周囲の筋肉は平常どおり機能するし、表情がまったくなくなってしまうといった心配はなく、投与量を調節することで、筋肉をどれくらい動きにくくするかを決められる。少量から行ない、効果を確認しながら量を増やすことができる点で安心できる。

個人差はあるが、治療した当日から3日後くらいの間に効果が現われ、シワができにくくなる。一方で、表情筋の働きを弱くしているので、当初は顔表面に違和感を覚えることが多い。また、治療後1週間から1ヵ月くらいは、少し効き目を強く感じることもあるが、3ヵ月後ぐらいから効果が薄れて徐々にシワがでるようになり、6ヵ月後にはほとんど元に戻るので再治療する。

(b) 腋臭症・多汗症

エックリン汗腺から分泌される汗は成分の99%が水分であるが、アポクリン汗腺から分泌される汗は主成分が脂質・鉄分などで黄色く、においの強い汗である。アポクリン汗腺は、わきの下やへそのまわりなど特定の部分に多く分布している。

多汗症は、エックリン汗腺から通常より多量の汗が分泌される。わきがは、アポクリン汗腺とエックリン汗腺の割合が通常よりもアポクリン汗腺に傾いているために、においが強く感じられるもので、この汗が、空気中の細菌などに触れ変質することでさらに強いにおいになる。ボトックスを

わきの下に注射すると、汗の分泌をコントロールしている神経の働きをブロックして、エックリン汗腺とアポクリン汗腺の両方の働きを抑えることができる。効果は個人差があるが、4～10ヵ月程持続するので、夏が近づいてから注射すると効果が高い。

　(c) 咬筋縮小（小顔効果）

　エラが張って顔が大きく見えるという人には、あごの骨が張っている人と、エラの部分の筋肉が肥大している人がいる。筋肉が発達しすぎて肥大している場合には、ボトックスを注射することで、肥大した筋肉を萎縮させてフェイスラインをすっきりさせることができる。個人差はあるが、効果は少しずつ現われて1ヵ月ほどで実感できる。メスを使わず、腫れる心配もない簡単・安心な小顔法である。

　【副作用】注入部位にもよるが、ボトックスが液体で注射されるためその量により拡散し、近隣の筋肉に作用し以下の副作用を招く可能性がある。

　① 目が赤くなったり目を閉じるのが困難になる症状、なみだ目、目の乾燥
　② つばを飲み込むのが困難となる嚥下障害（注入部位による）
　③ 頸部筋脱力感
　④ まぶたの下垂（眉間に注入したとき）
　⑤ 一時的な顔面麻痺
　⑥ 注射部位の皮下血腫（腫れ・疼痛・打撲のようなしこり・紅斑）
　⑦ 注入部位における違和感、疼痛
　⑧ 倦怠感
　⑨ 吐き気、インフルエンザ症候群
　⑩ アナフィラキシー様症状
　⑪ 頭が重い、頭痛
　⑫ 麻酔によるアレルギー反応やショック症状
　⑬ 注入時の感染症

⑭急激な血圧の低下

術後の腫れや回復には個人差が大きく、翌日からまったく違和感なく過ごせる人もいる一方で上記の症状が長引く人もいる。いずれにせよ、時間とともに軽快する。眉間のシワ治療でボトックスが使用される際の最も一般的な副作用は、アメリカのアラガン社の資料では頭痛（13.3%）、呼吸器感染（3.5%）、瞼の下垂（3.2%）、吐き気（3.0%）、インフルエンザ症候群（2.0%）である。

【禁忌】ボトックス注射を行なってはいけない人は、以下の通りである。

① ボトックスが注入される箇所に感染症を持っている人

② ボトックスの成分のいずれかに過敏症のある人

③ 妊娠している人／妊娠の計画のある人／母乳で子供を育てている人

④ 全身性の神経筋接合部の障害を持つ人（ALS（筋萎縮性側索硬化症）／重症筋無力症／ランバート・イートン症候群／その他全身性の神経筋接合部の障害を持つ人）

⑤高度の呼吸機能障害を持つ人

アメリカ以外の症例で、本剤を投与された患者で胎児死亡が報告されているほか、動物実験においても妊婦および胎児への影響が認められているため、妊娠または妊娠の可能性のある婦人および授乳婦に投与することは厳禁である。

ボトックス注射を行なうには慎重を期さなければならない人は、以下の通りである。

① 慢性の呼吸器障害のある人

② 高齢者（65歳以上）

③ 神経筋の疾患を持った人

④ 心血管の病気を持つ人

下記併用注意事項に該当する薬剤を使用中の人も、ボトックス注射を行なうには慎重を期さなければならない。

① 筋弛緩作用を有する感染症の抗生物質など

塩化ツボクラリン、ダントロレンナトリウムなど

塩酸スペクチノマイシン

アミノグリコシド系抗生物質（硫酸ゲンタマイシン、硫酸ネオマイシンなど）

ポリペプチド系抗生物質（硫酸ポリミキシンBなど）

テトラサイクリン抗生物質

リンコマイシン系抗生物質

抗痙縮剤（バクロフェンなど）

抗コリン剤（臭化ブチルスコポラミン、塩酸トリヘキシフェニジルなど）

ベンゾジアゼピン系薬剤及び類薬（ジアゼパム、エチゾラムなど）

ベンザミド系薬剤（塩酸チアプリド、スルピリドなど）

② キニジンなどの心臓の鼓動に関連して使用される薬剤

③ 重度の筋無力症やアルツハイマーといった、ボトックスの作用とは逆の症状に使用される薬剤

【注意事項】

① メリット

ボトックスが登場するまでのシワ治療は、メスを使って耳の後ろあたりの皮膚を切除し、顔の皮膚をうしろに引っ張って縫い合わせるという外科手術が主流だったが、ボトックスの登場によりメスを使わずに注射で済む「プチ整形」が可能になった。また、小顔、エラ張り改善、ふくらはぎの痩身(そうしん)などにも使われている。そのため、従来よりも患者の心身の負担が減ったといえる。効果は数ヵ月で消えるので、仮に術後の結果が気に入らなくても数ヵ月我慢すれば元に戻る。

② デメリット

ボトックスは、筋肉を動かすために必要な神経伝達物質アセチルコリンの放出を止め、表情ジワ部分の表情筋が動きにくい、リラックスした状態を作りだす。ただし、ボトックス注入後3ヵ月ほど経過すると、神経から

新しい運動神経の側副枝が伸び、あらたにアセチルコリンの放出が始まる。このためボトックス注射は年に2～6回程度注入を続けることが必要で、費用・心身の両面で負担となる人もいる。ボトックスの注入量が多すぎると表情筋の動きを抑制しすぎてしまい、表情の変化が乏しくなってしまうことがある。俗にいう「能面」のようになるため、ボトックスの注入量には注意が必要である。ボトックスの使用経験が豊富な医師を慎重に選ぶ必要がある。

13.1.5 メソセラピー（脂肪溶解注射）

「メソ」とはメゾダームのことで中胚葉（将来、筋肉や骨に分化する細胞群）を意味し、「セラピー」は治療の意味で、つまり、メソセラピーとは中胚葉由来の組織に直接働きかけ治療を行なうことである。実際には、皮下に薬剤を症状部位に薬剤を少量ずつ注射することで症状の改善を得るものである。注入することで血液循環やリンパ循環、免疫システムの向上を図る。美容皮膚の分野では脂肪を分解する薬剤を小型注射器やメソガンで直接脂肪層へと注入している。二重顎、二の腕、ウエスト、お尻、太もも、ふくらはぎなど、運動やダイエットなどでやせにくいさまざまな場所に治療可能である。

【適応症状】下腹部／二の腕／おしり／太もも／二重あごなどの部分痩身

【方法、効果】希望の範囲に少しずつ薬剤を注入する。治療時は針を刺す痛みがあるが、麻酔薬を混ぜることで痛みは回避できる。注射後強い赤みと炎症反応が生じ、2～3日間程度腫れるが1週間程度で落ち着く。治療を1～2週間ごと、3～5回程度行なうことで徐々に注射部位のサイズが縮小する。妊娠線や肥満による肉切れ、セルライトの除去にも効果的である。

13.2 シミ

シミといってもさまざまな種類があり（図13.3）、ハイドロキノン、トレチノインなどの外用薬、内服薬などで消せるものと、医療レーザー治療

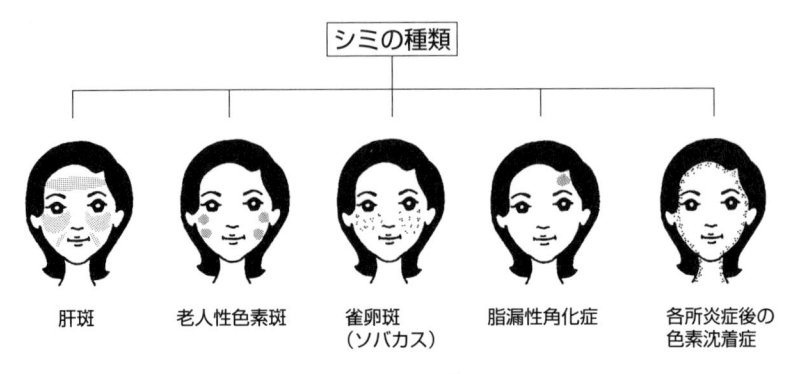

第13章　美容皮膚科の症状別治療法

図13.3 シミの種類

肝斑　　老人性色素斑　　雀卵斑（ソバカス）　　脂漏性角化症　　各所炎症後の色素沈着症

でしか消せないもの、美白剤と医療レーザーを組み合わせていくものがある。ざらつきや厚みがない場合は、美白剤などでも対処できる場合もある。美白剤の主な作用は、メラニン色素の産生を抑えること。したがって、紫外線を浴びてできたばかりのシミや、できつつあるシミに一番効果を発揮する。しかし、昔からのシミなどはメラニン色素が深い部分にあることも多いので、効きにくいことが多い。美白剤を半年以上使用しているのに改善が見られないようであれば、医師に相談すべきである。

　医療レーザー治療でしか消せないシミがある。厚みやざらつきがあるシミである。これは老人性色素斑の厚みがあるものや、脂漏性角化症と呼ばれるものである。これらは、メラニン色素を持つ表皮細胞や角質が厚くなっているものである。これらのシミには、いくら美白化粧品を使っても効果が出ないが、医療レーザーの治療を受けることで治すことができる。

(a) 雀卵斑（ソバカス）

　遺伝の傾向が強いシミ。幼少に発生することが多く、頬から鼻にかけて5mmくらいまでのシミが散らばるようにできる。紫外線の影響で濃くなる場合もある。

【治療方法】フォトシルクプラス、Qスイッチルビーレーザーなど

(b) 肝斑(かんぱん)

30歳を過ぎる女性の頬や額に現われる、左右対称の地図状のぼんやりとしたシミ。頬の高い位置や額などに左右対称で現われ、地図のような形状をしているのが特徴である。女性ホルモンが大きく関係しているといわれ、妊娠、紫外線、皮膚への過剰摩擦、心理的要因など、複雑な原因が考えられている。

【治療方法】肝斑アクシダーム、カーボンヤグレーザーピーリング、フォトシルクプラス、ソフトレーザー、内服薬（トラネキサム酸やアスコルビン酸など）、外用薬（レチノイン酸やハイドロキノン）など

(c) 色素沈着

ニキビやニキビ跡、傷跡などの炎症が茶色くなって残ったシミ。皮膚は何らかのダメージを受けると炎症を起こし、炎症が強い場合は色素沈着が残る。数年経てば消えることもあるが、紫外線の影響で濃くなる場合もある。

【治療方法】Qスイッチルビーレーザー、フォトシルクプラス、アキュチップなど

(d) 老人性色素斑

紫外線ダメージや加齢の影響によってできるシミ。次第に濃くはっきりしてくるのが特徴である。顔だけでなく、肩や背中など身体にも小さく広範囲に現われる。

【治療方法】フォトシルクプラス、ソフトレーザー、外用薬（レチノイン酸やハイドロキノン）など

13.2.1 外用剤

(a) レチノイン酸（トレチノイン）

レチノイン酸（ビタミンAの誘導体の総称）は非常に有効なニキビ治療薬として、欧米ではニキビ治療の第一選択薬となっている。レチノイン酸は、ビタミンAの誘導体で生理作用はビタミンAの約100倍程度あるとされており、皮膚表面に塗布することにより、皮膚の角質を剥がし、表皮の再

生を促進する。レチノイン酸には表皮の細胞の働きを活発にし、シミの原因となるメラニン色素を外へ押し出す効果もある。程度にもよるが、レチノイン酸を塗った後1ヵ月ほどでシミは目立たなくなってくる。また同時に肌の張りを保つコラーゲンを増加させるので皮膚に張りを持たせ、小ジワを押さえる効果が期待できる。おもに老人性色素斑、肝斑、ソバカス、炎症性色素沈着などに効果がある。

アメリカでは、シワ、ニキビの治療医薬品として、FDAに認可されており、非常に多くの患者に皮膚の若返り薬として使用されている。通常、30日〜40日周期で表皮の細胞は生まれ変わるが、レチノイン酸を塗ると肌の新陳代謝が活発になり、この周期が20日程度に早くなり、皮膚が生まれ変わったようになる。その結果、シミやくすみなどの改善が見られ、また、皮膚に張りが出てきて、シワが少なくなる。ニキビに対しては、皮膚の皮脂腺を萎縮させ、皮脂腺の機能を低下させるとともに、毛穴に蓋をしている角質をはがれやすくすることによって、ニキビを治していきる。

レチノイン酸の作用としては、以下のようなことがあげられる。

① 角質を剥がす

② 表皮の細胞の分裂・増殖を促進させ、皮膚の再生を促す

③ 皮脂腺の働きを抑え、皮脂の分泌を抑え、ニキビの発生を抑える

④ 真皮でもコラーゲンの合成を高め、長期的には皮膚の張り、小ジワの改善をもたらす

⑤ 表皮内でのヒアルロン酸などの粘液性物質の合成を高め、皮膚をみずみずしくする

(b) ハイドロキノン

ハイドロキノンは塗り薬としては最高の美白剤である。5%〜10%までの濃度でシミ治療に用いている。ハイドロキノンはメラニン生成の原因となるチロシナーゼという酵素の働きを抑えることでメラニンの生成を抑えるので、色素沈着症や老化した皮膚に用いられる。

アメリカでは、化粧品・医薬品として20年余りの歴史を持つ美白用成分

である。アメリカではごく一般的に使用され、すでに80年代から医師のシミ取り処方の基礎成分として用いられている。特に、シミやニキビ跡の色素沈着やレーザー後の色素沈着に対して効果が高く、肌の漂白剤とも呼ばれている薬である。ピーリングやレチノイン酸と併用することで相乗効果が生まれる。

　日本国内では毒物に指定されており、濃度が高いものでは炎症を起こし、顔が腫れ上がることもある。自分で粉末のハイドロキノンを購入して使うことや、医師以外の人が使うのは危険である。病院で院内製剤していることも多く、「美白クリーム」というものにはほとんど入っている。

　ハイドロキノンの効果はメラニン色素の生成を抑制し、シミ、ソバカス（日焼けのあとのシミ）、ニキビ、ニキビ跡、乳頭、乳輪の黒ずみ・色素沈着、怪我や手術後の色素沈着、老人性色素斑（老人性のシミ）、老人性疣贅、老人性の細かいシワ、扁平母斑（先天性、遅発性の茶色いアザ）などに効果がある。

13.2.2　レーザー、光治療

　医療レーザー治療は、現在ではシミ治療に最も効果的といわれている。医学の進歩発展によって、また新薬の開発によって、現在ではさまざまな治療法がシミに対して開発されてきたが、医療レーザー治療は他の方法と比べて即効性があり、短期間で悩みが解決できるという大きな長所があるため、今なおシミ治療の第一選択として美容外科・皮膚科・美容皮膚科は医療レーザー治療を用いることが多い。

　医療レーザー治療は、シミを消すのにかなり有効な手段となっているが問題点もある。これまで医療レーザー治療では、太田母斑やアザなどの皮膚の深部に使うものと、浅在性のシミに使うものも同じ波長のレーザーを使っている治療が多くあった。しかし、深在性と表在性の病変は別々に考えられるべきであり、当然一つのレーザーで対応できるものではない。これまでは、深く作用させる必要がない皮膚表面のシミに対しても深くレーザーを照射していたことがあり、そのため照射した患部が数ヵ月から半年

近く、赤みや痂皮（かさぶた）や、一過性の色素沈着が残ってしまうこともあった。こういった問題を解決するために、いろいろな波長のレーザー照射器が開発され、症状や部位によって使い分けている病院もある。

　複数の医療レーザーを組み合わせることにより、治療効果をより高めることができる。アンチエイジング治療などでは、治療効果は高いが皮膚へのダメージもそれなりにあるレーザーを希望する人もいれば、治療効果はある程度弱いが、皮膚へのダメージがほとんどないレーザーを希望する人もいるので、自分の希望を告げることが大事である。症状がそれぞれ違うように、患者の希望も個々人で異なってきているので、なるべく患者が希望される治療に近づけるためにも複数の治療効果がある医療レーザーが必要となってきている。

　レーザーフェイシャル（レーザーピーリング）とは、低出力のロングパルスレーザーを顔全体に照射する治療である。照射直前に顔を冷やすことで、表皮にダメージを与えずにシミや毛穴の黒い細胞のみをたたくことができる。フォトフェイシャルなどの光治療と違いレーザーフェイシャルでは、黒い細胞のみを選択的にたたけるので、特に、毛穴やシミに効果が高く、火傷のトラブルが少ないのである。施術は簡単で、炎症も弱いので、直ぐに化粧をして帰れるため人気がある。レーザーフェイシャル後は1ヵ月ほどでシミが少しずつ浮き上がり、自然にはがれ落ちて薄くなっていく。ただし、レーザーフェイシャルが効きにくいシミもあるので施行前に専門医の診断を受けることが大切である。

　以下に代表的なレーザーや光治療の特徴を示す。

　（a）ジェントルレーザー

　皮膚に存在するメラニン色素に対し選択的に吸収されやすい波長を持つロングパルスアレキサンドライトレーザー装置である。メラニン細胞に吸収されるため、シミ・ソバカス・くすみに効果がある。また、毛穴の開大・黒ずみや活動性のニキビにも効果がある。

(b) YAG（ヤグ）レーザー

皮膚深達性に優れ、皮膚中層から深層にまで熱エネルギーを伝達することができるロングパルスヤグレーザー装置で、たるみ・シワに効果が高い。また、ヘモグロビンに対する吸光度が高いために、赤ら顔や毛細血管拡張症にも効果があり、シミには非常に有効な治療方法である。基底層にあるメラニン細胞に選択的に作用し、破壊するために特に周囲からはっきりと浮かびあがったようなシミには効果が高く、さらに少し厚みがあるものなども改善する

(c) 炭酸ガスレーザー（CO_2レーザー）

皮膚を蒸散させて、病変を取る方法である。主には、ホクロや、脂漏性角化腫を取る。レーザー光で削り取ることをイメージするとわかりやすい。このレーザーを用いると、まわりの正常な皮膚へのダメージが少なく、傷あとが残りにくく、仕上がりもきれいなため、最近ではホクロ治療の主流になっている。局所麻酔で実施可能である。所要時間は、5〜10分である。

(d) アレキサンドライトレーザー

アレキサンドライトという宝石を用いて755nm（7.55×10^{-7}m）という波長を出し、メラニン色素に反応させる。レーザー光線は表皮の色素細胞や毛包のメラニンに反応するためシミの治療、脱毛などに効果がある。また、難治性のニキビの治療にも用いられる。最近は、アレキサンドライトレーザーの照射が肌のコラーゲンの産生を促進し、開いた毛穴の引きしめ、美肌効果があることもわかっている。黒い色に反応するレーザーであり、皮膚のメラニンや、毛のメラニンにも反応するので、シミ、ホクロの治療や、ムダ毛の治療に用いられる。1回の治療は、短時間で終わり、麻酔は必要ない。そして、ムダ毛の治療の際には、痛みができるだけ少なくなるように冷却しながら行なう。

(e) サーマクール

サーマクールは、RF（radio frequency、高周波）による熱発生を利用した、手術不要のリフトアップ装置である。サーマクールの周波数領域は

従来のレーザー治療器と比較すると波長が長いため、皮膚深層部への刺激が可能になっている。皮膚表面を傷つけずに深層部分に直接的に働きかけることで、皮膚の引き締めを促進すると同時にコラーゲン産生を高める効果がある。その結果、1回の治療でシワとたるみを改善し、「小顔になった」、「頬部、アゴのラインが引き締まった」、「眉が上がり目元がはっきりした」、「たるみが減少した」、「毛穴が引き締まった」など、多岐に及ぶ若返り効果がうたわれている。

(f) フォトフェイシャル

IPL（Intense Pulsed Light）というマイルドな光を顔全体に照射することで、きめを整え、顔全体を明るくし、素肌の若返りを行なうことができる。また、シミなどの色素に対して色素を薄くしたり、シワやたるみ、毛穴の開きに対してコラーゲンの増生を促進することで治療効果が期待される。ニキビ跡の赤みなどに対しても治癒時間の短縮に効果が見られる。フォトフェイシャルでは必ずテスト照射を行ない、一人一人の患者の皮膚状態を見てからレーザーの強さを決定する。

医療レーザー治療ではレーザー光を患部に照射することで、異常を持つ黒い色素と反応して熱を放出する。この熱が、シミの原因であるメラニンを分解することで、シミを消していくのである。レーザー光を異常な色素細胞に照射すると、レーザー光は正常な皮膚には吸収されず通り抜け、ターゲットとなる異常な色素細胞にのみ吸収され、熱を発することによって、色素細胞は細かい粒子に分解する。分解された色素細胞のうち、皮膚の浅い部分にあった異常色素細胞は痂皮（かさぶた）となって表面に現われ、深い部分にあった異常色素細胞はマクロファージという皮膚の貪食細胞に吸い込まれ血管・リンパ管に吸収され体外に運び出されていく。色素細胞が消滅すると、周囲組織とほぼ変わりない正常な色の皮膚が治療部分に蘇る。

13.2.3 高周波放電管機器

高周波の特徴は、周波数が大きくなればなるほど、光のように直進、反

射が生じ、皮膚表面に作用するのみならず皮膚内部への透過性も増す。美容皮膚領域で使用する高周波は、100KHz以上の周波数をもつ電流で、その非常に速い振動が皮膚表面に作用して美顔術やスカルプ（頭皮）トリートメントなどに用いられている。皮膚内部に透過した場合、皮膚組織の間で熱を発生させる。このことを温熱効果（ジアルテミー）という。

さらに、ガラス管を利用した電気誘導作用により通電を行ない、ガラス管の種類や作動法によって、皮膚に対して適度な刺激を与えたり、皮膚の新陳代謝を促進させたりする。しかも、生体内部の適度な加温はリラクゼーション効果からのストレス解消をもたらすことができる。

高周波放電管機器の最近の知見として、動物実験での成績があげられる。すなわち、ラット（大黒ネズミ）の背部皮膚を除毛した状態でUV直接照射をして、誘発される第2度以上の真皮浅層から深層への熱傷に対する高周波放電管機器の効果を検索すると、UV照射直後から高周波放電管機器で連続処置をすることによって、統計学的に有意な改善・抑制効果が認められた。この発現機序として、高周波放電管による血液循環改善効果、および、高周波を真空管内に放電したときに発生するオゾンの殺菌効果によって生じる皮膚再生での新陳代謝の亢進が示唆される。

13.2.4　内服薬

医療用内服薬であるトラネキサム酸（トランサミンなど）とアスコルビン酸（シナールなど）は美白効果を持っていることが知られている。また、薬価も低いので効果と費用の点では、割安な治療法といえる。一般的には、トランサミンおよびシナールを1日3回食後に服用する。風邪の予防やのどの痛みにも効果があるので、循環器科の病気がないようなら、試してみる価値が高い。

13.2.5　イオン導入

皮膚に微弱な電流を流すことで、水溶性の成分を皮膚内に効果的に導入する方法である。普段のスキンケアでは不可能な皮膚の深部に浸透させる治療で同じ成分をローションとして皮膚に塗布する場合に比べ、イオン導

入では肌への浸透率が30〜100倍もアップする。導入する薬液にはビタミンC誘導体やプラセンタ胎盤エキスを使用する。

　イオン導入ではさまざまな薬を導入できるため、導入する薬剤によって効果は異なる。しかし、化粧水や化粧品は、前述のように有効成分が微量であることと保存料が入っているため、導入には向かない。シミの治療としては、レチノイン酸でメラニン色素を外に押し出し、ハイドロキノンで新しいメラニン色素を作るのを防ぎ、ビタミンC誘導体のイオン導入でコラーゲンの産生を促進しながらさらにシミを予防するのが理想的である。ハイドロキノン単独ではなく、レチノイン酸あるいはビタミンC誘導体との併用が一般的である。また、皮脂腺を抑えるのでニキビにも効果がある。

　【適応症状】シミ、シワ、ニキビなどの肌トラブル／ケミカルピーリングあるいはフォトフェイシャル治療によるアンチエイジング治療

　【効果】ビタミンCには主に次のような作用がある。

　① メラニンを薄くする、合成しにくくする

　② コラーゲンの合成を促す

　③ 毛穴を引き締める

　④ 活性酸素を除去する

　こういった作用の結果、シミ・シワ・ニキビといった肌トラブルが改善され、美肌効果を実感できる。また、フォトフェイシャル治療と併用することで、治療効果をより高められる。

　【方法】イオン導入には、クリニックで受ける方法と、家庭用の機器を購入し自宅でセルフケアを行なう方法がある。クリニックでのイオン導入は、家庭用に比べ電流などの設定が高く、施術者がすみずみまで丁寧に行なってくれるので、その効果は大きい。家庭用は、クリニックで行なうものよりも設定は低いものの、手軽に毎日のケアとして行なえるというメリットがある。どちらも痛みはまったくない。

　ビタミンCは熱や酸化にとても弱く、皮膚に吸収されにくいという性質

を持っている。肌に微弱電流を流すことによりビタミンCや大事な成分をイオン化し、皮膚の真皮層まで浸透させ、肌を活性化させる。ビタミンC誘導体はビタミンCに比べて数十倍皮膚の中へと浸透するが、イオン導入を行えばさらに数倍浸透させることができる。この方法は

① 肝斑といわれる薄いシミ

② 乾燥肌

③ 小ジワ

④ 肌のくすみ

⑤ ニキビや、ニキビ痕

⑥ アトピーその他の皮膚炎

などに効果がある。また、ピーリングと併用すると角質が薄くなり薬剤の導入効果がより一層高まるため、相乗効果で効果がよりいっそう高まる。

13.2.6　ピーリング

　ピーリングのピールとは、英語で「剥ぐ」「剥く」という意味である。日本語に直訳してしまうと少し怖いイメージがあるが、実際は、薬剤や物理的刺激を与えて古い角質・肌内部の老廃物を取り除くという「肌の掃除」である。

　肌の老化した角質・肌内部の老廃物を取り除くことによって、ターンオーバー（肌の生まれ変わり）を促すというのがピーリングの目的である。ターンオーバーのリズムは年齢とともに遅くなっていく。健康な肌は表皮の一番上にある角質は12～20層あり、28日から30日かけて自然に生まれ変わっていく。ターンオーバーの周期が遅れがちになると角質が30～40層にも重なってしまい、古い角質が肌に残って色々なトラブルの原因となる。ニキビ、吹き出物、肌のザラつき、カサカサ、くすみや毛穴の開き、さらにはシワの原因にもなる。

　また、老化した角質が肌に居座っていると、美容液やローションなどからの「栄養補給」を邪魔してしまう。肌トラブルの原因となる、ターンオーバーの遅れを正常に戻す方法の一つにピーリングがあげられる。ピーリ

ングは、老化した肌を脱ぎ捨て「やわらかさ」と「透明感」がある、生まれたての肌を与えてくれる。施術後の滑らかな仕上がりの良さから最近は、ケミカルピーリングが多く行なわれている。また、夏前は顔だけでなく背中への施術も増えている。

【効果】ピーリングの効果としては以下のようなことがあげられる。

① シワの改善（肌の若返り）・潤い度アップ・張りを取り戻す：角質層の下にある真皮層でのコラーゲンが増殖し、保湿力が向上することで肌に潤いや張りがでてくる。

② 肌のクスミ・薄い色素沈着・肉割れ・妊娠線：ターンオーバーが正常化することにより、より深い層にあるメラニンも浮き上がってきて肌の黒ずみ・色素が取れる。

③ ニキビ：角質のつまりでヨゴレがたまってできてしまうニキビも、毛穴につまっている角質を取り除くことで改善される。

④ ニキビ跡：古い角質を取り除くことによって表皮のターンオーバーを促進し、表皮内に生じた赤みや色素沈着を改善する。

⑤ 肌のザラつき：古い角質を取り除くことにより、生まれたてのツルツル肌へと導く。そして「肌へ栄養や薬物」がしみ込みやすくなる。

ピーリングにより古い角質を取り除くことで、美容液やローションの浸透率が大変向上し、日々のスキンケアの効果が大変良くなる

【方法】ピーリングの方法は、大きく分けると以下の2種類ある。

(a) ケミカルピーリング

ケミカルピーリングとは、弱い酸（グリコール酸、乳酸、サリチル酸など）の薬を皮膚に塗り、皮膚表面の角質を薄く取り除く治療で、主に若返り目的に始められた方法である。健康な皮膚では、およそ28日周期でターンオーバーが起こっている。新陳代謝によって新しく生まれた皮膚細胞は次々と押し上げられ、もっとも上にある角質は通常14日で垢になって剥がれおちる。しかし、老化や紫外線などのダメージを受けた肌では、この周期が長くなり、角質の層が厚く表面にたまってしまうことがある。

13.2 シミ

そこで、余分な角質を薬を使って取り除くことで皮膚の新陳代謝を活発にし、さらに毛穴からシミ込んだ薬の作用で、皮脂の分泌を抑えコラーゲンを増やす。使用する薬剤の種類・濃さを変えることによって、手では届かない毛穴の奥や肌の内部（深いところ）までピーリングすることが可能である。シミの原因となる肌表面に蓄積され古くなった角質層を剥離することで、肌本来の再生力を高める効果がある。劇的にシミを改善するというよりも、肌の新陳代謝を良くし、くすみを取り、きめを整える。主にちりめんジワや薄いシミに効果がある。これを行った後にビタミンC誘導体ローション・クリームやレーザーを併用することで相乗効果が得られる。

【適応症状】肌のくすみ／ざらつき／毛穴のつまり（角栓）／ニキビ・ニキビ肌／フォトフェイシャル・フォトRF治療中の肌

【方法】弱い酸（グリコール酸、乳酸、サリチル酸、クエン酸、リンゴ酸、酒石酸など）を皮膚に塗り、数分後に洗い流す。治療間隔は、2〜4週、回数は5〜10回がめやすである。また肌の状態に合わせて、薬を選び使用する。ニキビができている人や、できやすい人は殺菌効果もあるグリコール酸という薬を使い、皮脂の分泌が過剰な方はサリチル酸、特に美白効果を望む方には乳酸を症状に合わせて選択する。ピーリング中は、肌にムズムズとした感じがすることがある。施術時間は肌の状態に合わせて調節する。

【注意事項】ピーリングの前後2〜3日は、グリコール酸・レチノイン酸配合の洗顔料、化粧品、薬剤の使用は控え、産毛の手入れも避けること。ピーリング後は少し顔がほてったような感じになることがあるが、その日のうちに落ちつく。4〜5日たってから、肌が乾燥し、ぽろぽろと粉をふいたようになる人がいるが、一時的なものなので十分保湿を心がけて欲しい。ピーリングした肌は紫外線の影響を受けやすいため、季節を問わず必ず日焼け止めクリームを使うこと。ピーリング直後は、有効成分が浸透しやすくなっているので、美白作用のあるクリームやエッセンス、また自宅でのイオン導入を行なうとさらに効果的である。医師によって使用する酸に差

があり、強かったり、弱かったりする。これは、それぞれの医師の考えによって違うだけで、基本的な作用や目的は同じである。施術によって炎症が強く出た場合は、一時的に抗炎症剤や保湿剤を処方されることがある。

　(b) 物理的なピーリング（クリスタルピーリングや電動グラインダー）

　薬品を使わずに、物理的に（こするなど）皮膚の表面をピーリングする。クリスタルピーリングは、特殊なアルミニウムの粉を顔に吹きつけて肌の表面（角質）を削っていく方法である。電動グラインダーは、歯医者さんで歯を削るような機械で、皮膚表面をけずるピーリング方法である。

　メリットとしては
① 全身に使用可能である（敏感な部分には使用できない）
② 肌タイプを選ばない
③ 効果にムラがない
④ 薬剤を使わないので、炎症・痛み・色素沈着などの副作用がない（肌に優しい）
といったことがあげられる。

　デメリットとしては、皮膚のごく表面の部分だけにしか作用できないため毛穴の奥の汚れや、皮膚内部の老廃物を除去しきれないということがある。

13.3　ニキビ

　ニキビに悩む患者は非常に多く、その悩みは他人からは想像もつかないほど深刻なこともある。第4章（4.2 痤瘡）にあるように、ニキビとは皮膚の中の皮脂腺から分泌される脂分が毛穴の出口で詰まった状態のことで、同じように見えるニキビでも、脂性肌によるニキビ、乾燥肌によるニキビ、ホルモンによって出てくるニキビ、大人になってからのニキビなど年齢や体質によってさまざまなタイプのものがある。

　治療法はニキビの種類によって異なるので、自分の判断ではなく専門医によって判断してもらうことが重要である。適切な治療が施されていない

とニキビが瘢痕化してニキビ痕になり後々まで残ることもある。ここでは、美容皮膚科の立場から、ニキビの治療について述べることにする。

【方法】ニキビの状態や患者の希望に応じて、レーザー治療、ケミカルピーリング、イオン導入、レチノイン酸、内服薬など種々の治療法を組み合わせることが多い。また、症状に応じてクリニックでできる治療と自宅でできる治療を組み合わせることも良い。まずは、ニキビの治療を行ない、その後に予防と肌の状態を改善していくことになる。

(a) 医薬品

ニキビの炎症や、化膿がひどいときは医薬品で治療を行なう。内服薬では、抗生物質、特に、テトラサイクリン系は、化膿の予防だけでなく皮脂の産生を抑制するので、効果が高い。マクロライド系の抗生物質も使われる。

【例1】ミノマイシンやビブラマイシンを1日1回1錠服用させることが多い。患者によっては、抗生物質を長期間服用することに抵抗を示すが、目的は抗菌効果ではなく、皮脂の産生を抑制することでニキビが新たにできたり悪化するのを予防することであるから心配ない。

【例2】ダラシンTゲルやアクアチムクリーム・ローションを使う。または、これらをアルコールに溶かして塗ることも有る。古くからある、イオウ・カンフルローションも効果的である。

(b) ピーリング

皮膚表面の古い角質層を取り去り、皮膚の新陳代謝（ターンオーバー）を促進することでニキビを改善していく。さらに、定期的に継続することでニキビ跡が薄くなり、同時にトラブルの少ない皮膚に変化していく

(c) イオン導入

皮膚に微弱な電流を流すことで、イオン化した薬液を普段のスキンケアでは不可能な皮膚の深部に浸透させる治療である。肌全体のくすみを取り、炎症を抑える。主な適用はニキビの炎症後のシミである。ピーリングと併用することで一層の相乗効果が得られる。

(d) レーザー治療

クスミやざらつきの原因になる古い角質を除去し、肌を活性化する。その結果、肌本来のうるおい成分であるコラーゲンやヒアルロン酸の再生を高め、皮膚の張り、小ジワ、ニキビの改善をもたらす。また、毛穴の中でつまったニキビ菌をレーザーで殺菌する。

第14章　最新の美容皮膚治療

14.1　アンチエイジングの方法

　美容皮膚科でこれまで行なわれてきた治療の目的は、加齢にともなう肌の質的変化に対して対症療法的に治療を加えているものであった。つまり、言葉の上では「アンチエイジング」とはいっていても、外見上のものであって、細胞レベルでのアンチエイジングはできていない。これまでの治療法を大別すると以下のようになる。
　① 異物を注入することで、皮膚全体を盛り上がらせてシワを見えないようにする
　【例】コラーゲン、ヒアルロン酸、ボトックス、メソセラピーなど
　② 強い光線をあてたり、薬品を塗ることで、都合の悪い細胞を取り除く
　【例】炭酸ガスレーザー、アレキサンドライトレーザー、各種ピーリング
　③ 光、電気や薬品で刺激を与えて、老化した細胞を活性化し、さらに分裂させる
　【例】フォトフェイシャル、超音波、電磁波、ビタミンC誘導体、イオン導入、プラセンタエキス、サーマクール
　どれも、十分に効果がある最新の医療である。しかし、これらの治療法は一時的な効果はあるが、細胞レベルで見るとまったく変化がないのである。すなわち、老化した細胞に刺激を与えて一時的に活性化させても、細胞自身が若返ることはないので、結局は元に戻ってしまう。たとえば、しぼんだ風船に空気を入れれば、一時的には張りが出たように見えるが、既

にゴム自身は古くなっていて、すぐにしぼんでしまったり、割れたりする。同じようなことが、コラーゲンやヒアルロン酸の注入にもいえる。

　太古の昔から、時の支配者たちは「不老不死」のために巨万の富を注ぎ込んでその方法を探し続けてきた。しかし、それだけの努力をしても誰一人として、不老不死に成功してはいない。最近の研究で、幹細胞を用いた治療で老化した細胞を若い細胞と置き換えることで、細胞レベルでのアンチエイジングが可能だという報告がでてきている。しかし、実用化されるのはまだまだ先の話である。

　多くの人が生きている世の中であるので、アンチエイジングに対する要求は多種多様である。つまり、これまでの治療法で満足する人、何としてでも最新の医療で可能な限り手を尽くしたい人、またはアンチエイジングは不要であるという人などさまざまである。治療の必要性の有無や、その方法を決めるのは患者本人である。

　そういった中では新たな治療法ができることに異論はないはずである。一番重要なのは、それぞれの治療法の長所短所を客観的に判断できる情報が大事である。この章では、まだまだ生まれたばかりの、最新のアンチエイジング治療法を紹介しようと思う。

14.2　再生医療

　本書で紹介する最新医療は「再生医療」と呼ばれているもので、これまでの万人向けの医療とは異なり、患者個人の症状に合わせ、「安全性」と「治療効果」を最大限まで高めたテーラーメード医療である。そのために、患者の健康状態、体質、生活習慣、希望する治療内容を医師と綿密に相談、説明し、看護師や薬剤師と一体になって、チームで治療は行なわれる。当然、自由診療であるから、治療費も高額になるが、現代医療の最先端のレベルで行なわれるため「安全性」と「効果」についても、これ以上のものは期待できないレベルになる。しかし、効果には個人差があるし、現代医療の限界もあるので、"別人"になるほどの効果は期待しないことである。

(a) 効果と安全性

本人の血液を加工処理したものや、細胞を培養したものを使って治療を行なうので、アレルギーや拒絶反応は起こらないし、体内ですぐに同化、生着して効果を発揮する。しかも、生着した細胞は生き続けるので、効果持続期間は数年にもおよぶ。従来の医薬品と異なり、添加物や保存料はいっさい入らないので、化学物質によるアレルギーの心配もなく非常に安全である。また、テーラーメード医療なので、使った薬や製造過程の追跡が取れるため、体質や生活習慣を考慮した医療が可能で、万が一の事故発生時にも対応が早く、被害を最小限にすることができる。

(b) 開発中の再生医療

開発段階で分類すると以下のようになる。

① 治療開始：線維芽細胞、多血小板血漿療法、人工皮膚
② 開発中：骨、角膜、歯間乳頭、歯周組織、軟骨
③ 研究レベル：神経、血管、歯、幹細胞、多機能性幹細胞

14.2.1 血小板による肌の再生医療

(a) 血小板の性質

自分の血液にある血小板を利用して、肌を甦らせようとする試みが、血小板治療とよばれ、高濃度の血小板：PRP（多血小板血漿：Platelet Rich Plasma）を使用した若返り療法のことである。「PRP療法」は、自分の血液を使った最先端のアンチエイジング治療（再生医療）である。自分の血液で小ジワを自然に解消することができ、本来人間に備わった自然治癒力と組織再構築力を増強する働きを持つ「血小板を多く含む血漿」を血液から分離し、注入することでシワやにきび跡の凸凹を改善していきる。

血小板は、人間の体の中で血を止めたり、破れた血管や細胞を治す働きをしている。そしてこの血小板には「成長因子」と呼ばれる、体の細胞を元気にして若返らせる成分があり、この成長因子が放出されることによってコラーゲンの産生や毛細血管の新生などが促され、肌の若返りを促す。

血小板はさまざまな成長因子を放出している（図14.1）。

第14章 最新の美容皮膚治療

```
PDGF(Platelet deriver growth factor)
細胞増殖、血管の新生・修復、コラーゲン産生

FGF(Fibroblast growth factor)刺激する
組織を修復
コラーゲン産生
ヒアルロン酸産生

血小板

VEGF
血管内皮細胞の増殖・新生

TGF-β
上皮細胞・血管内皮細胞の増殖・新生
創傷治癒を促進

EGF(Epitherial growth factor)
上皮細胞の成長促進
血管の新生、創傷治癒を促進
```

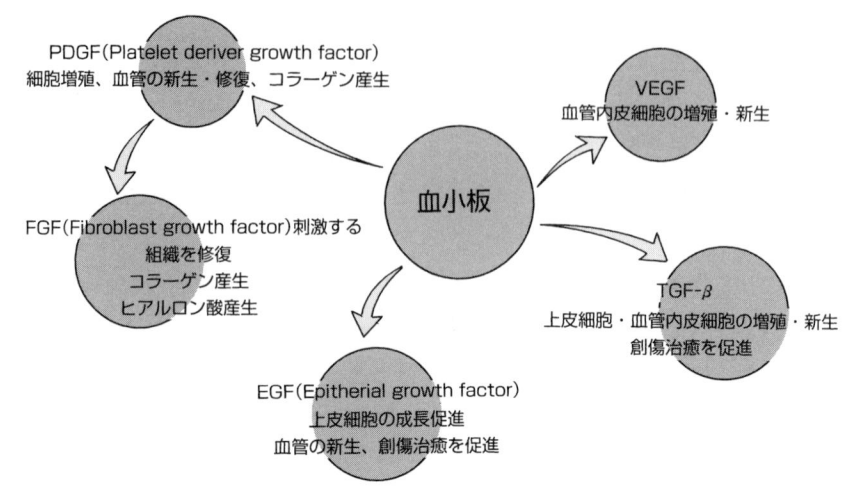

図14.1 血小板からのさまざまな成長因子の放出

① PDGF（Platelet Deriver Growth Factor）細胞の増殖、血管の再生・修復、コラーゲンの産生

② FGF（Fibroblast Growth Factor）組織を修復、コラーゲンの産生、ヒアルロン酸の産生

③ EGF（Epithelial Growth Factor）上皮細胞の成長促進、血管新生、創傷治癒を促進

④ VEGF（Vascular Endothelial Growth Factor）血管内皮細胞の増殖・新生

⑤ TGF-α（Tumor Necrosis Factor）上皮細胞・血管内皮細胞の増殖・新生、創傷治癒を促進

PRP療法では、高濃度に濃縮させたPRPを注入することで、小ジワを改善していく。PRPにはさまざまな成長因子が入っている上、高濃度（血清の約2～7倍）にされているから、組織をより活性化する。注入された成長因子により線維芽細胞の増殖が促進されると同時に、徐々にコラーゲンを産生し、肌組織の再生が始まる。

14.2 再生医療

(b) 血小板による肌の再生医療の特徴

この治療の最大の特徴は

① 自身の血液を用いるため、アレルギーなどの心配がない。

② これまでのレーザー治療や若返り注入法などではむずかしかった目の下の「ちりめんジワ」にも有効である。皮膚の再生を促す治療のため、シワやにきび跡だけではなく、首のシワなどにも効果がある。

③ 効果は2週間～2ヵ月くらいかけてゆっくり現われてくるため、変化も自然で見た目の違和感がない。同時に効果の大小はあるが、投与はどこへでも可能である。

④ 治療回数は1回で済み、通院の必要はない。また、治療持続期間が長い。成長因子をより効果的に活性させるために、フォトフェイシャルなどの光治療などとの併用治療も可能である。

⑤ これまでの治療では効果が見られなかった、首のシワとおでこの横ジワにも効果がある。

(c) 施術の流れ

施術の流れと各段階の時間は以下のようになる（図14.2）。

施術の基本は、血液を遠心分離することで細胞の増殖や活性化に必要な成分だけを取り出し、患者に投与するものである。このときの血液は患者本人のものなので、感染やアレルギー、不適合などはない。作り置きはできないので、血液の遠心分離に20～30分程度の時間が必要である。血液約

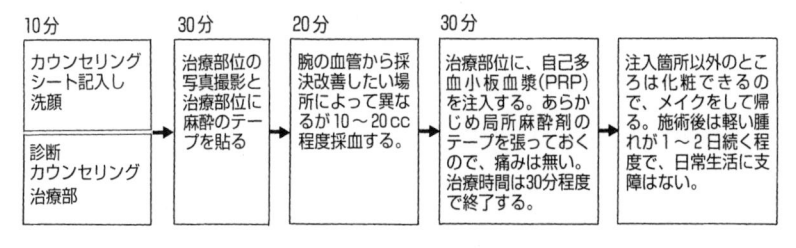

図14.2 血小板による肌の再生施術の流れ

20mlを遠心分離して、PRPを1〜2ml程度作ることができる。投与は、麻酔薬を混ぜたり、麻酔用のテープを張ってから行なうので痛みはない。効果は1年以上ある。

注入は、麻酔用テープ（ペンレステープなど）を張り、十分に麻酔効果が出てから投与を開始する。投与は細い注射針を用い、細かく少量ずついろいろな箇所に行なう。投与後は若干の腫れがあるが、氷などで30分冷やすことで炎症は治まる。

（d）効果的な部位

この治療で効果的な部位は以下の通りである（図14.3）。

① 目のまわりのシワ
② 法令線
③ おでこのシワ
④ 唇のシワ
⑤ 首のシワ
⑥ ニキビ跡

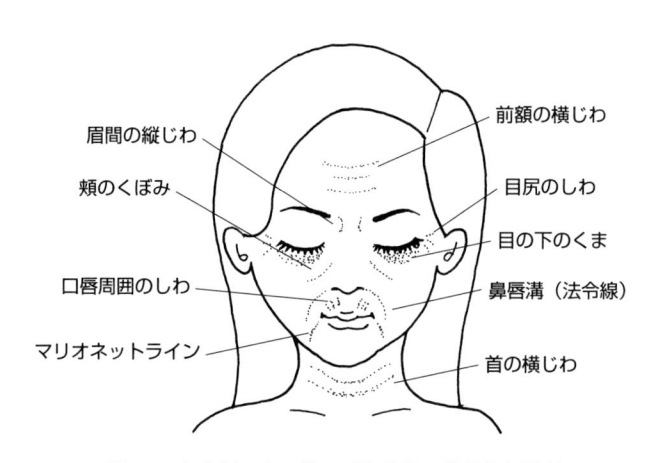

図14.3 血小板による肌の再生施術の効果的な場所

14.2.2　線維芽細胞補充療法による肌の再生医療

　老化にしたがって、真皮内の線維芽細胞やコラーゲンが減少し、肌の水分や張りが減少していく。ここに、培養した本人の線維芽細胞を、患部に直接注入するのが線維芽細胞補充療法である。この治療は線維芽細胞を若いときと同じような量に増やして活性化させ、コラーゲンの生成を促し、皮膚の弾力を改善させ、シワやたるみを直すものである。

　本来、生体は外部から投与されたものを異物として捉え、免疫反応を起こして消化、分解してなくそうとする。この作用により、コラーゲンやヒアルロン酸は、1年程度で効果を失う。一方、自分の体を構成している線維芽細胞を注入すると、免疫細胞に攻撃されることなく投与部位に生着して、コラーゲンを産生するようになるので効果が自然で、長期間持続するのである。

　当然、補充させる細胞の量が多いほど高い効果が期待できるが、限界まで培養してしまった細胞より、培養を開始して間もない若い細胞を注入する方が細胞の活性も高く、効果的であるとも考えられる。そのため、培養期間は4～6ヵ月程度として注入を行なうところが多い。また、生着した線維芽細胞は、各種増殖因子を放出して、さらに皮膚のターンオーバーを早くしてくれる。図14.4、図14.5からもわかるように、この治療法は肌年齢を若返らせる方法であり、これまでの老化を抑える治療よりも、さらに一歩も二歩も進んだ治療といえる。

（a）治療法

　線維芽細胞補充療法による治療法は図14.6のようになる。また、従来のシワ治療との比較は表14.1のようになる。

　基本的な流れは、患者の口腔粘膜や皮膚の一部を採取し、その中から無菌的に線維芽細胞を取り出し、液体培地中で培養を行なう。4～6週間培養し、活性の高い線維芽細胞を大量に増殖させ、患者に投与する。同一部位に、2週間程度の間隔をあけて再度、細胞を投与することでより一層高い効果が期待できるため、多くの施設では2回投与を標準的な施術方法とし

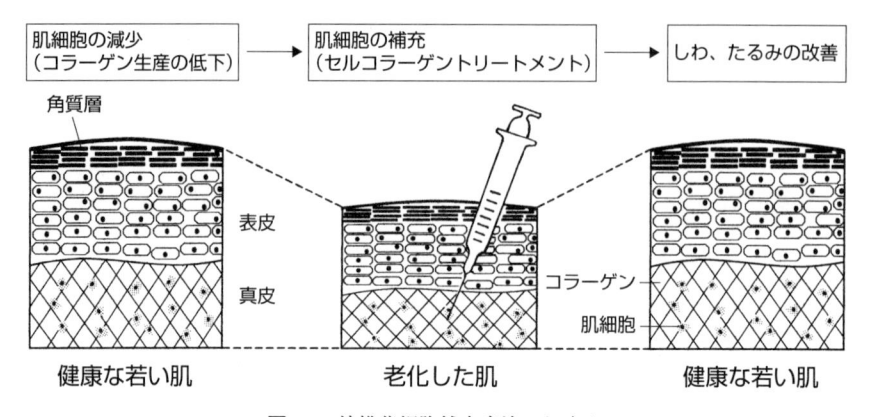

図14.4 線維芽細胞補充療法のしくみ

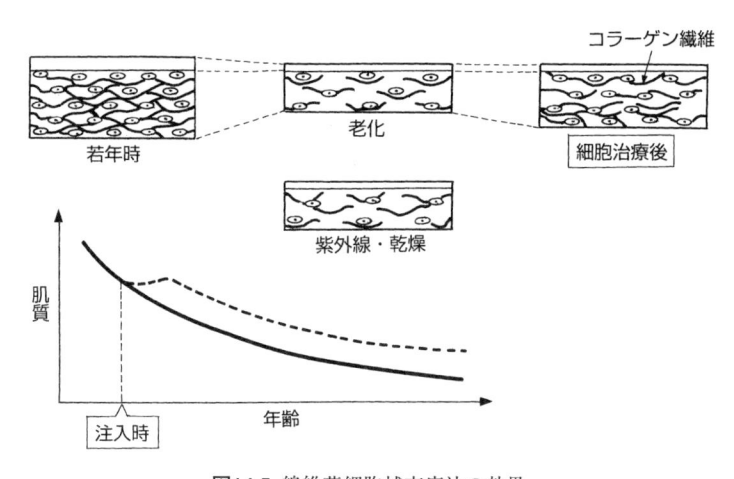

図14.5 線維芽細胞補充療法の効果

ている。

(b) 施設

現在、線維芽細胞補充療法による肌の再生医療が行なえる施設は、日本全国で数十ヵ所しかないため、あまり知られていないが、一般の人が受け

14.2 再生医療

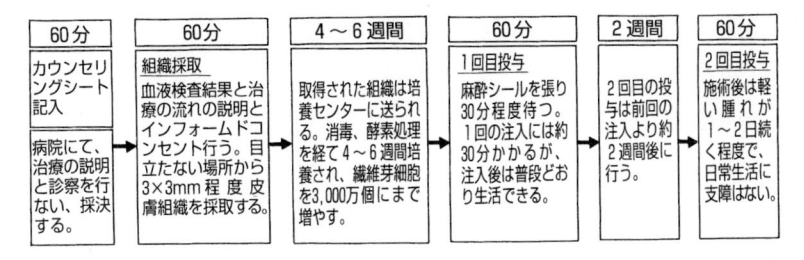

図14.6 線維芽細胞補充療法の治療の流れ

60分 カウンセリングシート記入	病院にて、治療の説明と診察を行ない、採決する。
60分 組織採取	血液検査結果と治療の流れの説明とインフォームドコンセント行う。目立たない場所から3×3mm程度皮膚組織を採取する。
4〜6週間	取得された組織は培養センターに送られ、消毒、酵素処理を経て4〜6週間培養され、繊維芽細胞を3,000万個にまで増やす。
60分 1回目投与	麻酔シールを張り30分程度待つ。1回の注入には約30分かかるが、注入後は普段どおり生活できる。
2週間	2回目の投与は前回の注入より約2週間後に行う。
60分 2回目投与	施術後は軽い腫れが1〜2日続く程度で、日常生活に支障はない。

表14.1 シワ治療の新旧比較

治療法	従来のシワ治療	線維芽細胞補充療法
使用	コラーゲンやヒアルロン酸	患者自身の線維芽細胞（皮膚、粘膜）
効果	2〜6ヵ月	3年以上
安全性	ウイルスの混入での感染の可能性やアレルギー反応の恐れ	自身の細胞を使用するので非常に高い

られる治療の中では最新かつ最高峰の治療方法であると位置づけられている。また、投与までの手間や培養期間中の安全性、無菌性などへの配慮も最高水準であるため、価格は標準的な2回投与でも、70〜120万円程度かかる。この場合も、大事なのは価格よりも医師への信頼感や医療機関としての完成度などであり、美容皮膚科以外の治療水準などを参考に施設を決定すべきである。ここまでの価格で、失敗や後悔はしたくないはずなので、施術だけでなく施術後の管理やケアなどを安心して任せられるところが選択の基準となる。

　本治療の基本は、専門の医師が中心となった説明、同意、組織採取、培養、分析、投与およびアフターケアまでの一連を、専門の医療機関が責任をもって行なうことである。2008年1月末現在、これらの治療を責任を持って行なっている代表的医療機関は

クリントエグゼクリニック（東京都港区）
　ルーセント再生医療センター（愛知県名古屋市）
　大阪再生医療センター（大阪府北区）
　福岡再生医療センター（福岡県福岡市）
などである。
　また、培養技術の提供機関として、
　㈱TESホールディングス
　名古屋大学歯科口腔外科
などがある。

　(c)　今後の展望
　線維芽細胞補充療法は、先述したように自己の口腔粘膜を採取して、この粘膜組織から皮膚の線維芽細胞を分取し、さらに、培養育成することで細胞数を増加させる。その後、採取した患者の希望するシワに適用し安全で長期的な「皮膚の若返り」を可能とする。このような、先端医学を現実化している企業概念と本来の医療の将来性について紹介する。
　再生医療における「細胞治療」の一つがアンチエイジングである。今回紹介した線維芽細胞補充療法は、本書の著者らが名古屋大学と共同研究で開発した技術で、これは、世界で初めて自己口腔粘膜細胞から取り出し、線維芽細胞を無菌施設で培養して、老化した肌に注入することにより、シワを取り除き、細胞本来の力で若返らせる、画期的な再生医療の一つである。
　細胞治療の将来性は無限大で、今後、皮膚科、歯科および外科領域を中心として発展していくことになるが、筆者らは何よりも患者の健康とQOL（Quality of Life）の向上に寄与すべく、正しい予防医学知識の啓蒙と情報発信を目的に活動を続けている。これによって、事故や災害等の障害で困っている人々が減り、老いを忘れることができる人々が増える社会を待ち望んでいる。
　今回紹介した再生医療は、これまで行なわれてきた対症療法と異なり肌

全体を若返らせることによる効果である。シワやシミだけでなく、肌のキメやハリなど全体として肌の状態を良くする点で大変優れた治療法といえる。しかし、この治療は培養施設が必要となることや、その際に必要となる無菌室、薬品や技術者など大変な手間とコストがかかる治療である。こういった理由があるため、現在実施できる医療施設は非常に限られている。それゆえ、最新の治療を受けることができた満足感と施術の効果は、施術された人にしかわからない崇高なものともいえるだろう。

第Ⅳ部　安心して医療を受けるために

第15章　現代医療を受ける心構え

　現在でも、医療現場でよく見かける不思議なことがある。病気で医師にかかっているのに、医師にいろいろ聞かれると恐縮してしまっているのか、質問を一切せず、渡された薬を黙ってもらって、代金を支払って帰るといった患者がたまにいる。挙句の果てに、病気で病院に来たのに、医師の前では「先生、具合が良いです」といっている人までいる。医師を信頼してくれていると解釈すれば、医師にとってはたいへんありがたいことなのだが、こういった患者の中には、調剤薬局で堰を切ったように質問してくる人がいる。これまた、薬剤師としては信頼されているのだなと思いながら、わかる範囲で回答し、不明な点は医師に電話で確認して対応することになる。一見、穏やかに業務が回っているようだが、実は非常に効率が悪いことに気づくはずである。

　最悪の場合は、「今回は飲み薬がほしかったのではなく、塗り薬がほしかったんだよ」などといわれる場合もある。それでは、病院で何をしてきたのか聞きたくもなる。診察の時に医師に直接聞いておけば、薬剤師の手間や時間は省くことができるし、その分を薬の説明に使うことができる。場合によっては、伝言ゲームのように、話の内容が変わってきてしまい、さらに質問をしなくてはいけなくなるし、再度診察を受けることにもなりかねず、患者にとっては、たいへんな不利益が生じる。もちろん、医師、薬剤師も同様である。

　昔は医師にすべてを任せ、黙って診察してもらい、出された薬をいわれた通りに服用することが、良い医療を受ける条件のようであった。現代の医療は「インフォームド・コンセント」の上に成り立っている。すなわち、医師、薬剤師、看護師など、医療関係者からの説明および情報提供のもと

に、患者が疾病を理解、納得し、治療方針を了解して初めて成立する体制を先進国ではとっている。このことから考えると、前述の患者の行動や考え方では、満足のいく医療を受けることはできない。

以下に現代医療を受ける上での心構え10ヵ条を示したので参考にしてほしい。

① 自分の体と病気に責任を持ち、医師まかせにしない
② 一人で悩まずに、相談すること
③ 治療方法を決めるのはあなたである
④ 伝えたいことはメモして準備
⑤ きちんと説明を聞き、わからないことは質問する
⑥ 医師との信頼関係を作り上げる努力をする
⑦ 病院や医師を選択する目を養う
⑧ かかりつけ医・かかりつけ薬局を持つ
⑨ 緊急時の対応を身につける
⑩ 医療制度の仕組みを知る

15.1 自分の体と病気に責任を持ち、医師まかせにしない

「先生におまかせします」といった受け身の態度では、治療や手術が終わった後に「こんなはずではなかった」と、医療トラブルの原因にもなりかねないし、よい医療を受けることはできない。まず、患者自身が自分の体と病気に対する責任を自覚することが、納得のいく治療を受けるための第一歩といえる。では、「自分の体と病気に責任を持つ」ために、私たちはどんな行動をとればいいのであろう。第一は、診察してくれる医師に自分が感じている自覚症状と病歴を正確に伝えることである。あなたからの訴えが正確でなければ、医師は診断するときに迷ってしまう。第二に、症状が改善しても悪化しても治療を受けた後の変化について、医師にきちんと情報提供をしよう。患者と医師の二人三脚で治していくのだという気持

ちを持つ上でも必要な行動である。第三は、治療方法を決めるのはあなた自身なので、治療の効果や危険性についても医師とよく相談することである。そして、医療とは不確実なものであり、限界もあるということを認識したうえで、妥協も含め、自分が納得できる方法を見つけることが大切である。

15.2 一人で悩まずに、相談すること

一人で悩んでいても、不安は募るばかりで、問題は一向に解決しない。こんなときは、誰かに相談するようにしよう。それは、あなたの思いを聞いてもらうことにもつながる。自分の言葉で話すことにより、それまで漠然としていた不安が明確になり、今後どのようにすればよいのか、自分なりの答えが自然に見つけられる。家族や友人などまわりに相談できる人がいない場合は、病院の医療相談室や医療関連団体が主宰する電話相談なども利用しよう。とにかく、一人で悩まないようにすることが賢い患者への第一歩である。昨今は、新聞、雑誌、テレビ、インターネットなど、さまざまな媒体を通して医療情報が簡単に入手できる時代になった。しかし、それらの医療情報を手に入れても、自分にとってどのような有益性があるのか、またそれを利用できるのかどうかが判断できなければ、次の行動に移すことはできない。いくつかの情報を見比べて迷ったときも、誰かに相談することが大切である。

15.3 治療方法を決めるのはあなたである

あなたが主体的に治療にかかわるためには、「自分がどのような医療を受けたいのか」について十分に考えることが不可欠である。その際、具体的な技術まで限定する必要はない。ここで肝心なのは、あなた自身の生き方や価値観にもとづいた希望を明確にすることである。それがあれば、自分に合った「いい病院」や「いい医師」を探す手がかりにもなるし、治療を受けるときに医師にしっかり伝えることにより、医師もあなたの価値観

を尊重しながら治療法を選択し、計画を立ててくれるはずだ。この際、まちがってはいけないのは、医師は御用聞きのように、患者希望の薬を好きなだけ出してくれるものではないことである。医師は患者の病状を見て、その時に必要な薬を当面必要な分だけ出し、次の診察のときには、またそのときに最適な薬を出す。したがって、病態によって必要な薬はどんどん変わるので、診察もせずに「いつもの薬ください」というのは、医療機関のまちがった使い方である。

15.4　伝えたいことはメモして準備

　患者の賢い行動としては、まず医療者に「伝える」ことが求められる。しかし、相手は忙しい医師なので、何よりも要領よく伝える工夫が必要である。その一つの方法として、伝えたいことはメモにまとめる準備をしよう。メモにまとめることにより、患者も自分の体調や病状の変化に気づきやすくなり、疑問に感じていることも明らかになるという利点もある。慢性疾患を抱える患者の中には、日々の症状を書き込んだスケジュール帳（マイ・カルテ）を診察室に持ち込んで主治医に説明する人もいる。自分でカルテを作ってみることは、体や病気に対する理解をおのずと深め、治療に参加する意欲を育むことにもつながるため、おすすめである。最近の調剤薬局では「お薬手帳」を採用しているところが多くなってきた。毎回、もらった薬の内容を記載してくれるものだが、これに効果や副作用、心配事などを記録しておくことでも良い。何かにメモしておかないと、すぐに忘れてしまうのが人の常なので、活用すると良いと思う。

15.5　きちんと説明を聞き、わからないことは質問する

　「わかったつもりにならないこと」が賢い患者の条件の一つである。大事なことはメモをとって確認し、わからないことや納得できないことは何度でも質問する。これが説明を聞くときの基本である。手術の説明など専門的な内容は、その場で一度聞いたくらいでは、なかなか理解できないこ

とが多い。このような場合、テープレコーダーに録音するのもよい方法だ、主治医へのエチケットとして録音する前に「私の誤解でご迷惑をおかけするようなことがあってはいけないので、後で説明を聞き直せるように録音させてください」というように一言、断るようにしよう。また、治療の見通しについても必ず説明を受けたい。先が長くても治療の見通しが立っていれば、不安にならずに、自分が何をするべきかよくわかるからである。

15.6　医師との信頼関係を作り上げる努力をする

　誰にとっても「いい医師」というのはめったに存在しない。それは、「いい医師」との関係は、あなた自身が作り上げていくものだからである。いったん主治医を決めたら、あなた自身も主治医とのよりよい関係を築く努力が必要である。たとえば、「あいさつをきちんとする」、「治してもらったらお礼をいう」、「他の病院に紹介してもらったら結果を報告する」など、日常での人間関係と同じで、一方通行でない関係が患者と医師のよい人間関係を作り上げていくのである。主治医と合うか合わないかは、あなたが判断するものであり、合わないと思えば病院や医師を替えてもいいが、その前の努力も忘れずにしていほしい。そうでなければ、ただの"ドクターショッピング"になってしまう。昔は、医師への心付けをする患者もいたが、これはある意味で賄賂である。今では病院の壁にも「職員への謝礼は、辞退させていただきます」と掲示されているところも多い。真の信頼関係は、金銭中心ではなく、医療を中心にすることによって生まれてくるものである。

15.7　病院や医師を選択する目を養う

　「どこかにいい病院がないかしら？　どこかに腕のいい先生はいないかしら？」と情報を待っているだけでは「いい病院」「いい医師」にめぐり合うことはできない。また、一つの情報だけを鵜呑みにするのも危険である。要は、あなた自身が納得のできる自分なりの物差しを持ち、病院や診

療所、医師を選択する目を養うことが大切である。大病しないうちに、いろいろな診療所に出かけ、さまざまなタイプの医師と出会い、自分にとっての「いい病院、いい医師の条件」をもう一度、考えてみることも重要である。万人にとって「良い医師」はいないので、あなたに合った医師に出会えれば、安心この上ないのである。

15.8　かかりつけ医・かかりつけ薬局を持つ

　「かかりつけ医」を持つことのメリットはいろいろあるが、たとえば急に具合が悪くなったとき、患者が自己判断して受診するとまちがった診療科を選択し、二度手間になってしまうこともある。しかし、かかりつけ医に相談すれば、何科を受診すればいいのか的確に教えてくれるし、必要に応じて紹介状を書いてもらえば、スムーズに大病院の専門医にかかることもできる。医療機関の機能分化政策（初期診療は診療所、専門医療は中核病院）が推進される中、ますます大病院にはかかりにくくなっているのが現状である。いざというときに慌てないためにも、これからは自宅の近くに「かかりつけ医」を持っておくことが患者力をアップさせるポイントの一つである。同様に、処方された薬を調剤してもらう「かかりつけ薬局」も決めておきたい。とくに何種類もの薬を飲んでいる人や長期間同じ薬を投与されている人は、飲み合わせや副作用が心配されるため、一つの薬局で管理してもらったほうが安心である。かかりつけ薬局の目安としては、通院する医療機関に近いといった利便性よりも、話をよく聞いてくれ、患者さんが知りたい薬の情報を的確に提供してくれる薬局を選びたいものである。

15.9　緊急時の対応を身につける

　真夜中の病気や突然の大怪我——。こんなときに慌てないためにも、ふだんから地域の救急病院がどこなのかをきちんと調べておこう。また、自治体が配布する広報紙には休日に当番制で診療してくれる医療機関の情報

が掲載されているので、これも要チェックである。ただし、診療所では風邪や腹痛などの軽い症状にしか対応できないことが多く、重症の場合は救急車を呼んで適切な救急病院に運んでもらったほうがよい。ちなみに、救急車を呼ぶ目安としては、① 発作的に倒れ、呼吸が乱れたりするなど突然の発病や容態の急変がある、② 激しい頭部打撲や大量の出血、③ 屋外での事故、④ 歩くことができない、⑤ いつもとは違った痛みが急に起こったとき、などがある。近年は救急車をタクシー代わりに使う人が多く問題になっているが、救急車を呼ぶのは「緊急性がある場合」のみである。

15.10　医療制度の仕組みを知る

　ここ数年、医療制度改革が急ピッチで進められている。たとえば、都道府県が策定する地域医療計画（2次医療圏ごとの医療提供体制にかかわる計画と医療機関情報などを盛り込んだ医療行政の基本計画）には、患者や住民の意見を盛り込むことが義務づけられており、私たちも自分たちの問題として医療に関心を持つことが求められている。このような時代の流れの中で重要になってくるのは医療制度の知識です。医療の仕組みがどうなっているのか、この先どのように変わっていくのか、アウトラインだけでも知っていたほうが、医療機関を選択するときにも適切な判断ができるし、納得のできる治療を受けることにもつながる。また、この仕組みを知ることで、医療費が安くなったりするメリットもあるので、まずは「かかりつけ医」を作ることからはじめるとよい。

　もう一度確認したい。医者へ行くときは以下のことに留意し、効果的な医療を受けることが患者にとっても医療機関にとっても最善であることを肝に銘じておいてほしい。

　① 症状の詳細について原因、経過、血液型（わかれば）などをメモにする

② 過去にかかった病気、怪我、手術歴、体質、体調、アレルギー（薬物、食物、その他）をメモして携帯し、提示できるようにする
③ 予想される疾患名を考える
④ 診察する科目の決定、病院あるいは医院を選ぶ
⑤ 検査の意味の確認する
⑥ 診断内容の確認、理解および記録
⑦ 処方内容の確認、説明の理解
⑧ 質問事項の確認、今後の対応、来院予定の確認
⑨ 医師、看護師、薬剤師との会話、情報収集
⑩ 治療効果の確認、連絡、相談

家族が患者になった時にも同じことがいえ、患者がまだ子供であったり高齢であるときは、家族が代わりになって上記のことを伝え、理解することが重要になってくる。

第16章　皮膚科の医療とクスリに関するQ&A

　ここでは、皮膚医療に関連する多くの質問点をあげ、それらへの解答をまとめた。それぞれの立場で、患者や家族からの質問を受けたときなどに参考にしてほしい。

16.1　医療一般について

Q01　病院を退院するときに、医師に謝礼を渡したり、ナースセンターにお菓子を届けるのは常識か？

A01　昔はそういった光景を目にすることが多かったが、今ではまれだし、謝礼の有無で対応が変わることはない。最近では病院の壁に「職員への贈物などは一切ご辞退させていただきます」と明記していることも多く無用である。逆に、無理に渡されると迷惑になることもあるのでほどほどにしよう。医療に従事する者は、患者が早く良くなってくれることが最高の贈り物なのだと感じている人がほとんどである。

Q02　医師の対応が不満なので、医師に無断で病院を変えてもいいか？

A02　気持はわかるが、それではそれまでの検査や治療がすべて無駄になってしまう。今後のためにも、少なくともカルテは開示してもらおう。後からではたいへんなので、転院しようと考えたらその時に開示してもらうのが良い。患者本人へのカルテ開示は医師の義務である。

Q03　急いでいたので、診察なしで処方箋だけ発行してくれるように受付にお願いしてもいいか？

A03　これはできない。医師が遵守しなければいけない医師法という

第16章　皮膚科の医療とクスリに関するQ&A

法律があり、その第20条に「無診療治療等の禁止」という項目がある。要するに、医師のほとんどの業務に関して、直接診察をせずに医療行為を行なってはならないという規定である。したがって、診察なしで薬を出したり、処方箋を交付するのは医師法違反となり、立派な犯罪行為である。現在の医療界の実情では、診察を受けずに、薬だけをもらう場合もあるかもしれないが、これは制限速度を守らずに走行している車を全部道路交通法違反で摘発ができないでいるのと同じで、本来は法律違反であり、許可されている行為ではない。

Q04　病院の診断時に病名を聞き忘れたので、電話やメールで聞いてみてもいいか？

A04　個人情報保護法（個人情報の保護に関する法律）や厚生労働省の「医療・介護関係事業者における個人情報の適切な取扱いのためのガイドライン」および「診療情報の提供に関する指針」などにより、病状の説明、検査結果、薬の処方を行なう場合には、直接本人に伝えることが義務づけられている。したがって、電話、Eメールによる問合せは、本人確認ができないため答えられない。

Q05　転院をするときに、これまでのカルテのコピーをくれるようにお願いしてもいいか？

A05　転院するときは、それまでのカルテのコピーと紹介状をもらおう。新しい病院で同じ検査をすることになると、費用と時間が無駄になってしまう。ちなみに、患者本人からの求めがあった場合、医師はカルテの内容を本人へ公開し、コピーを取ることも拒否できないことになっている。

Q06　なかなか直らないので、大学病院への紹介状を書いてくれるようにお願いしてもいいか？

A06　なかなか改善しない場合は、医師に相談することをすすめる。患

者によっては「先生に失礼だ」とか「先生が怒るかも知れない」などと考える人もいるが、「先生」（医師）のために診察してもらっているのではなくて、自分のために病院へ行っていることを考えるべきである。逆に、数回通って治らないとすぐに病院を勝手に変えてしまうのも良くない。正直に医師に話して、相談しながら治療方針を決めていくことがお互いのためによい。そうしていると、医師も親身になり、必要に応じて基幹病院へ転院することを提案してくれるはずである。

Q07 紹介状がないと診察料が高いと聞いが本当か？
A07 地域の基幹病院の場合、紹介状のない初診患者については、初診にかかわる料金（病院による。数千円程度）を徴収される。これは、基幹病院といわゆる町医者の役割分担をはっきりさせることを目的としている。つまり、最初は近くの行きつけの医院で診察してもらい、必要に応じて基幹病院へ紹介することで、基幹病院への患者の集中を防ぎ、より重症な患者へ高度な医療を提供できるようにするための施策である。

Q08 皮膚科で刺青（入れ墨）を消してもらえるか？
A08 医院により可能だが、病気ではないので全額自由診療となるため治療費は高額である。また、黒以外の色は取りにくい。レーザーを使ったり植皮による治療が主体であるが、数回に分けて治療が行われる。広さによっては入院も必用になるし、完全に元に戻るわけではなく跡が残る。最近ではファッションの一部として考える人も多いが、安易な気持ちで入れ墨を入れるのは考えものである。

Q09 ピアスの穴を開けたり、開けた後に化膿したときは皮膚科でよいか？
A09 皮膚科でよい。多くの皮膚科で対応している。化膿した場合なども、適切な処置をしてくれるので安心である。友達同士で針を使って穴を

第16章　皮膚科の医療とクスリに関するQ&A

あける人がいるが、化膿することが多いので医師に任せることをすすめる。基本的には針を体に刺してもよいのは、医師、看護師と針灸師だけなので誤解しないようにしてほしい。

Q10 病院の帰り、急いでいたのでいつもの薬局とは違う薬局に処方箋を出したところ、金額が違っていた。計算まちがいか？

A10 薬局では、調剤料と薬の値段の合計額から、患者の支払いが計算される。この中で、調剤料が薬局により異なることがあるため、こういった金額の違いが出てくる。一般には、病院の前などにある「門前薬局」の方が調剤料は安い。また、「お薬手帳」、薬の飲み合わせや基礎疾患との相互作用などを調べてもらうときも「情報提供料」と称して調剤料に加算する薬局もある。こういったことは病院や医院でも行なわれているが、薬局ほど簡単な計算ではないので気がつかないだけである。医療費の内容は複雑なので、わからないことはしっかり聞いて、納得してから支払うようにした方がよい。

Q11 美容皮膚科とは何か？

A11 美容外科との大きな違いは"メスを使わない治療"であること。美容皮膚科は、皮膚本来の機能から肌を美しくすることを提案できる診療科である。一昔前まで、"美容"という領域は医学の分野ではあまり重要視されていなかった。美容といえば、美容外科でのダイナミックな治療やエステサロンでの施術がイメージされていた。ところが、次第に世の中の皮膚科に対するニーズが変化し、「皮膚医学に基づいた知識・技術を用いて皮膚をきれいにできないか」という要望が高まってきた。この流れを受けて、皮膚科専門医師の間では美容に対する考えが変わってきている。

Q12 皮膚の再生医療とはなにか？

A12 患者の肌細胞を抽出した後、増殖を行ない、再度患者に戻すとい

う新しい概念の治療法。つまり、コラーゲンを作り出す自分自身の細胞を増やして再度注入することで、よりコラーゲンを作り出す細胞が増える。外見上、コラーゲンやヒアルロン酸と区別ができない。使用方法もほとんど同じで、気になる部位に注入する。違うのは、注射器の中身だけである。ヒアルロン酸は人工物（人工的に合成されたもの、もしくは鳥の鶏冠（とさか））、コラーゲンは動物製剤（ヒトやウシのコラーゲン）だが、再生医療では自分自身の真皮線維芽細胞（肌細胞）を注入する。真皮線維芽細胞は顕微鏡で見えるだけで、当然肉眼では観察できない。

Q13 再生医療はなぜ高額なのか？

A13 再生医療や美容皮膚診療は保健医療ではなく自由診療なので高額になる。病気の治療は多くの場合、健康保険で治療が行なわれる。保険診療の場合、患者は実際に医療にかかった金額の3割を支払えばいいので安く感じるが、実際は、残りを保険組合や保険事務所が支払っている。自由診療では、これらの支払いをすべて患者が負担するので高額に感じる。また、再生医療は最新の医療で、オーダーメードで治療することが多いので、余計に高額になってしまう。

Q14 エステとクリニックの違いは何か？

A14 医師がいるか、いないかというのが大きな違い。クリニックでは、万が一何か肌のトラブルが起こったときに、すぐに医師の診察を受けることができるので、患者は安心して治療を受けられる。また、医療機関では、エステでは取り扱うことのできない最新の医療用機器を導入しているので、より効果的な治療を受けることができる。ストレス解消を兼ねたリラクゼーションを求めるならば、エステがよい。

Q15 エステのケミカルピーリングとクリニックのそれはどう違うか？

A15 エステは医療機関ではないので、効果の出やすい濃度の薬が使え

ない。皮膚の状態で適切な濃度のピーリングが安心して行える点でも、クリニックでのピーリングの方が効果的でかつ安全である。

Q16 美しい肌を保つコツは？

A16 人間は24〜25歳くらいに成長が完成して以降、どんどんと老化が進行する。この過程で女性は皮脂の分泌が急速に減少し、角質層の水分保持機能が低下していく。これによってもたらされる肌の乾燥が、シワ、たるみ、クスミなどの肌の老化現象の根源となる。つまり、肌の潤いを保つことが美しい肌を保つコツである。具体的には

① 紫外線を浴びすぎないようにする
② 皮膚の新陳代謝を妨げない（シンプルケア）
③ 充分な睡眠と規則正しい生活をする
④ バランスのとれた食事をとる

といったことである。当たり前すぎてつまらないかもしれないが、実は健康的な生活は化粧品以上に肌にとって大切なことである。

16.2 クスリについて

Q17 症状が同じなので、昔もらった薬を使ってよいか？

A17 教科書的には、絶対にやってはいけないことである。薬は、症状に合わせて医師が処方するもので、まちがった薬を使うと副作用が出たり、逆に悪化することが考えられる。しかし、実際はそういった使い方をしている人も多いはずだし、子供や自分の症状を熟知している患者が、それで治ってしまうことが多いのも事実である。しかし、そういった場合は「自己責任」となる。もしそういった使い方をしてよくならないようなら、すぐに病院へ行くべきである。これとは別に、絶対にやってはいけないのは、2年も3年も前の薬を使うことである。これはどんな場合でもやめるべきである。変性した薬でアレルギーなど起こすとたいへんである。

Q18 今回、医師が処方した薬は以前使ったことがあり、効果がなかったので、今度は違う薬に変えてくれるように医師に頼むのはかまわないか？

A18 毎回変更を依頼するのはよくないが、効果の兆しが見られないのに、漫然と同じ薬を出し続けているようなら相談してみた方がよい。治療方針は医師だけではなく、患者にも決定する権利がある。最近は、医師が選ばれる側になっていることを医師自身も十分理解しているので、多くの医師は説明や相談に時間を割いてくれるはずである。

Q19 ステロイドの副作用が心配だが、ステロイド外用剤は安心か？

A19 ステロイド外用剤（塗り薬）はアトピー性皮膚炎、湿疹の基本的治療と考えられる。しかしステロイド外用剤といえども、薬効が強いものを、長期間にわたって、薬の吸収がよい部位に使用すれば当然副作用の出現頻度は高まる（個人差もある）。重要なことは、ステロイドそのものが怖いのではなく、誤った使い方をすることが怖いのである（これはステロイドに限らず、すべてのクスリにいえる）。ステロイド外用剤には、その薬効が、乳児の顔にも塗れるような弱いものから、皮膚に塗るだけで内服に匹敵するような強いものまで、非常に多くの種類がある。また、人の皮膚は部位（場所）によって薬の吸収にかなりの差がある。皮膚科専門医は、病状やその部位によってステロイド外用剤の最も適切なものを処方している。皮膚科専門医の指示通りの使用法を行なえば、基本的には副作用の問題は生じないと考えられる。ただし、重要なことは、実際に指示通りの使用法を行なっても疑問に思うことがあれば遠慮なく相談することである。

Q20 脱毛症を治す飲み薬が皮膚科にあると聞いたのだが？

A20 男性型脱毛症（AGA）に適応がある内服薬がある。AGAとは思春期以後に額の生え際や頭頂部の髪が薄くなる、男性に多く見られる進行性の脱毛症である。この薬剤購入には処方箋が必要だが、保険の適応がない。

このため、医師の診療費と薬剤費の全額が患者の自己負担となる。一般的には、初診時に3500円（処方箋料を含む）、再診時に2000円（同）程度が自己負担分である。これとは別に薬代が必要で、一ヵ月分（28錠）を7500円程度で購入できる。治療効果の目安は抜け毛が減ることで、それは連続して6ヵ月間内服後の判定となる。つまり、半年内服して抜け毛が減れば有効である。効果を持続するためには、継続して内服する必要がある。服用を中止した場合、1年以内に内服前の状態に戻るとされている。女性への適応はない。20歳未満の人には安全性および有効性が確立されていないため処方できない。内服した人の約2％に勃起不全・性欲減退・精子減少といった性機能低下が報告されているため、子供を希望される人への服用はすすめられない。

Q21 アトピーの人や肌の弱い人などは、虫除けスプレーを使わない方がよいか？

A21 幼児は、成人に比較して強く反応する傾向があるが、成長するに従ってその反応は弱くなるので心配ない。大人でも、アトピー、蕁麻疹、花粉症、喘息の人は、大きく腫れることがある。同じ虫に刺されても、人によって反応が異なる。あまり強く反応する場合は、刺されてすぐにステロイドを塗ると短期間で良くなる。短期間なので副作用の心配はない。虫に刺された直後はあまり腫れていなくても、徐々に腫れてツベルクリン反応と同じように2日目くらいがピークになる。あまり放置すると、ひっかき傷とびひの原因になる。家庭では、やはり、虫に刺されないようにすることが一番で、虫除けスプレーは、カブレなければ使ってもかまわない。まずは狭い範囲で試してみることが重要。

Q22 子供がアトピー性皮膚炎で飲み薬を出され、体質改善の薬といわれたが、これは、どんなしくみでどう体に作用して体質がかわるのか？

A22 体質という言葉は曖昧でむずかしいが、ヒトの遺伝子にまで働く

薬はない。体質も成長によって自然に変化する。ある抗アレルギー剤（アイピーディ）が、免疫（アレルギーを起こすシステム）に作用してバランスを整えるとうたっているが、他の抗アレルギー剤には、はっきりうたっているものはない。飲み薬といってもいろいろあるので、詳しくは担当の医師に聞いてほしい。副作用のない薬はないが、頻度は比較的少ないので、すでに長期間服用していて問題がないなら大丈夫だと思われる。薬によって異なる、詳しくは医師への相談が必要である。

Q23 ステロイド外用薬の副作用はどんなものか？
A23 以下に主な副作用をあげる。
①皮膚萎縮：皮膚がうすくなる
②潮紅、毛細血管拡張：皮膚がびまん性に赤みを帯びた状態になる
③紫斑：皮膚の血管が脆くなり、軽い打撲などで皮内や皮下に出血がおこる
④ニキビ
⑤多毛
⑥細菌感染症や真菌感染症の誘発、増悪（ぞうあく）
⑦経皮吸収による全身的副作用

などが考えられるが、医師の指示通りに使用していれば、副作用の心配はまずないし、突然副作用が出ることはない。一般的に、外用薬の副作用は徐々に出てくるものなので注意をしていれば心配はいらない。

Q24 塗り薬は1日何回塗ればよいのか？
A24 診察の際、医師から説明があるはずだが、基本的には1日2〜3回（朝・夜）塗布する。強く擦り込まずに、薄くのばすように塗る。なお、患部が化膿していたり、水虫、ヘルペスなどのときはまわりから中心に向かって塗るようにする。中心から外に向かって塗ると感染が広がることがある。

第16章　皮膚科の医療とクスリに関するQ&A

Q25　薬を水以外のもので飲んでもいいか？

A25　基本的には、水、白湯で飲む方がよい。大部分の薬は、お茶やジュースで飲んでもかまわないが、ダメなものがたまにある。心配しながら飲むよりは、安心して飲める水や白湯にした方が無難である。よくない組み合わせの代表は、血圧の薬とグレープフルーツジュースである。グレープフルーツジュースは薬の代謝を弱める働きがあるので、薬が効きすぎてしまう。同じことは他の薬に対してもいえることなので、グレープフルーツジュースで薬を飲んではいけない。もう一つ有名なのが、牛乳で薬を飲むことで、牛乳の成分である種の抗生物質（テトラサイクリン系）の効果が弱くなる。また、特殊な薬で、腸溶剤という腸で溶けてはじめて効果が出る薬がある。牛乳はこの腸溶剤のコーティングを溶かしてしまうので、薬が胃で溶け出て、その後、胃酸で薬が分解してしまう。

Q26　帯状疱疹（たいじょうほうしん）になったとき、医師からは「痛みをやわらげる薬です」といわれたのだが、薬の説明書には「うつ病の薬です」と書いてあった。まちがいか？

A26　まちがいではない。安心して服用できる。帯状疱疹の痛みを和らげる薬として、一部の精神安定剤や抗うつ薬が処方されることがある。神経が過敏になった状態では、痛みが通常以上に強く感じられることがあり、気持ちを落ち着かせることで、痛みを弱めようという意図で処方される。また、痛みによる不眠にも効果があるので、好んで処方する医師もいる。

Q27　化粧水などの有効成分が皮膚の奥まで浸透するというのは本当か？

A27　化粧品配合成分は、そのほとんどが角質層に吸収されて、保湿効果、保護効果、柔軟効果などを発揮する。しかし、皮膚にはバリア機能があり、化粧品成分でも角質層より先に浸透することはできない。例外とし

て美白成分（ビタミンC誘導体など）は表皮の深部にあるメラノサイトという色素細胞まで届く。また、脂溶性ビタミン類のビタミンEや、ニコチン酸は真皮まで届くことが確認されている。分子量の大きい高分子物質（コラーゲンなど）は角質層にも吸収されない。これらの観点から経皮吸収に必要な要件は、脂溶性であること、分子量が小さい低分子物質（分子量200〜400）であることの2点であると考えられている。

Q28 最近TVや雑誌でよく耳にする「プラセンタ」とは何か？
A28 プラセンタとは、母親のお腹の中で胎児をを守り育てる役割を持った胎盤のことである。プラセンタには豊富な栄養と各種有効成分が多く含まれており、シミ、くすみ、乾燥肌などに対する高い美肌効果と美白効果が知られている。これ以外にも疲労回復作用、血行促進作用、抗炎症作用、抗アレルギー作用などの報告がある。最近では、プラセンタ注射の他にヒトプラセンタエキスを使用した美容クリーム・美容液などを、院内処方の化粧品として市販しているクリニックもある。

Q29 市販されているプラセンタと病院のプラセンタは違うか？
A29 現在日本でヒトプラセンタは、医療用医薬品にのみ使用が認められている。市販されている化粧品やサプリメントなどに表示されているプラセンタはブタのものである。そのため、病院のプラセンタ配合化粧品の使用前には、医師の診察が必要になる。

Q30 ヒアルロン酸やコラーゲンは飲んだり、塗ったりするだけで効果があるか？
A30 ヒアルロン酸やコラーゲンを飲むと、消化液の分解酵素に分解されて吸収される。吸収された成分の一部がお肌のコラーゲン生成の元になることはあっても、飲んだものがそのまま肌に届くわけではないので、飲んでもほとんど肌への効果は期待できない。また、ヒアルロン酸やコラー

ゲンは分子が大きいので、肌の上に塗っても肌のバリア機能にガードされて肌の奥には届かない。ただ、コラーゲンやヒアルロン酸は保湿機能にすぐれるため、塗ることによる保湿効果は期待できる。火傷などの傷にヒアルロン酸を塗布すると、傷の回復が早くなることが知られている。ただし、このときに使うヒアルロン酸は医療用で、滅菌処理してあり、保存剤が含まれていない。傷口に、保存剤が入っていて滅菌されていないヒアルロン酸配合の通常の化粧水を使うと、逆に傷が悪化することもある。

Q31 アンチエイジングとは何か？

A31 アンチエイジング（抗加齢：Anti-Aging）医療は「加齢により引き起こされる病的プロセスを遅らせ、人生の質的、量的改善を目指す専門分野である」と定義される。アンチエイジングの医学的な本質は「健康な体を保ち、質の高い長生きをする」ことにある。長く生きられるようになった現代文明社会において、人生をより快適で質の高いものにするためにも、老化を単なる自然現象として簡単に受け入れるのではなく、老いを予防し、改善していくことが必要だと考え始めている人が増えている。当然、美容皮膚科や美容内科の考え方も、アンチエイジングの考えからできた分野である。

16.3 治療について

Q32 蕁麻疹(じんましん)は、どのような原因ででるのか？ また、特に熱など、その他の症状がない場合は医者に行く必要はないのか？

A32 蕁麻疹の原因は複雑多岐で、同じものを食べていてもその時の体のコンディションで出たり出なかったりするので、やっかいである。食べ物に関係なく、温度の変化などが原因で出る「寒冷蕁麻疹」などというものもある。蕁麻疹は軽く見られているが、重症の場合、呼吸困難になったり、アナフィラキシーショックという重大な状態に落ち込む前段階ということもあるので、不用意に軽視をしないことがたいせつである。全身に蕁

麻疹が出て、かゆみが強いときなどは、かかりつけの先生に一度は診ておいてもらう必要がある。また、原因になるかもしれない食品がある程度わかったら、血液検査で確認することもできる。

Q33 急な発熱などに備え、常備しておくとよい薬（市販）にはどんなものがあるか？

A33 特別な持病がある人は、主治医に相談をして常備薬を処方してもらう。とくにこれといった病気のない人は、無難な解熱剤程度で十分である。アセトアミノフェン（アルピニー、アンヒバ、バファリン（市販）、ナパ、ピリナジンなどの商品名で売られている）が副作用も他の解熱剤と比べると少なく、おすすめできる。この薬は解熱だけの目的でなく、頭痛などの痛みを軽減する目的で使うこともできる。なお、病院で処方されるバファリンは市販されているバファリンとは別の薬で、「アスピリン製剤」で、血小板機能を抑制したりする特別な目的で使われる。

Q34 熱傷（やけど）をしたときの応急処置は？

A34 やけどをしたら、とにかく急いで冷やして、そして何も塗らないで、すみやかに皮膚科医の治療を受けることが重要である。冷やすのは水道水でかまわない。服や靴下は無理に脱がさずに着衣の上から冷やして、受傷範囲が狭ければ氷水（アイシング）で冷やす。冷やすことにより熱による組織のダメージを最小限にし、また痛みも軽減する。今でも、アロエ葉やその汁、手持ちの内容不明の軟膏や「馬の油」と称するものを塗って来院される患者がいるが、これらは二次感染の原因になるばかりでなく、やけどの損傷をひどくする原因にもなる。十分に冷やして、何も塗らずに、できるだけ速く皮膚科医の治療を受けることが、やけどを早く治して傷跡を最小限にすることにつながる。やけどの部位に指輪やピアスなどのアクセサリーを装着しているときは、患部が腫れる前に早期に取り外す。

第16章　皮膚科の医療とクスリに関するQ&A

Q35　幼少時の怪我による頭部の脱毛は治るか？

A35　頭の皮膚は余裕があるので心配いらない。小学校の高学年までようすを見て気にするようなら形成外科か皮膚科で手術することも可能である。ほとんどわからない程度にまで治る。

Q36　プールの季節になると水いぼになる子供が多く、皮膚科の医師によって、取ってしまう医師と取らない医師がいるが、どちらがよいか？

A36　ケースバイケースである。医師と相談しよう。水いぼは、プールや保育園・幼稚園でうつるので、社会的必要性で取ることもある。取るか、取らないかは、最終的には家族で判断してよいだろう。水いぼは、パポバウイルスで発症するが、普通は子供の病気で成人にできることはごくまれである。成人にほとんどないということは、自然治癒するということなので取らなくてもいいという意見もある。個人差もあり、小学校の1～2年ぐらいからはあまり見かけない。

Q37　家庭でできる「とびひ」の予防法はあるか？

A37　とびひは、夏場に流行する感染症の一つである。この原因菌は、多くの人の鼻の中に棲んでいる。したがって、ある程度家庭でも予防することができる。まず、指で鼻をほじる癖がある場合はやめさせる。それから「手足のつめを常に短く切っておくこと」、「外から帰ったらきちんと手を洗うこと」も有効である。もちろん、虫刺されやすり傷などはできるだけ早く治す。それでもかかってしまった場合には、なるべく早く医師に相談する。

Q38　子供のうちの日焼けはよくないか？　皮膚ガンの影響はどの程度か？

A38　結論からいえば、子供のうちの必要以上の日焼けはよくない。紫外線にあたると、皮膚の細胞の遺伝子を傷つけてしまう。その影響は、

16.3 治療について

徐々に蓄積されて、年をとってからシミやしわなど、肌の老化として現われてくる。特に、日にあたるとすぐに肌が赤くなる人の場合には、夏場の外出時は日焼け止めを塗って、帽子をかぶるなどのケアが必要である。大人用の物でも大丈夫です。ちなみに、オーストラリアでは、子供に日焼け止めや帽子での紫外線対策をしなかった場合、親は虐待罪で逮捕される。

Q39 子供にも水虫はできるか？

A39 昔は水虫になる子供はまれだったが、最近では増えている。家族に水虫があるなど、水虫が心配な場合は簡単な検査で区別ができる専門医に相談しよう。また、予防法としては、バスマットを別にすることや蒸れない靴をはくことがある。これらをこまめに乾燥することも大事である。子供は、大人に比べて手のひらや足底に汗かきやすいので、汗で皮膚がふやけて皮がむけたり、水泡が出来たりして水虫にかかることがある。

Q40 最近、保育園でアタマジラミ（頭虱）の子供が出たが、対策は？

A40 保育園や幼稚園を中心にアタマジラミの感染者が増えている。特に、保育園ではお昼寝があるため、枕を仲介にして感染が広がっている。また、子供に添い寝する親にうつることも多く、家族全員でケジラミ、アタマジラミに感染することも多い。こういったときは、シラミ専用の市販薬の「スミスリン」を使うことで治療できる。シャンプータイプとパウダータイプがあるので、症状や場所によって使い分けてほしい。また、男性なら髪の毛を短く刈ることで予防もできる。スミスリンはシラミの成虫を殺すので、数日に一度スミスリンを使い、これを数回繰り返す。連日使用する必要はない。

Q41 皮膚科でかぶれの原因を調べてもらえるか？

A41 かぶれの原因を調べるにはパッチテストを行なう。かぶれた可能性のあるものを持参し、少量ずつ背中などに貼る。2日間貼ったままにし

て、2日目と3日目に判定する。アレルギーの原因物質を塗ったところは赤くなるので、その炎症の程度によって、アレルギーの重症度が判定される。

Q42 帯状疱疹はうつるか？

A42 帯状疱疹は水痘（みずぼうそう）と同じウイルスによっておこる。子供の頃にかかった水痘のウイルス（水痘帯状疱疹ウイルス）は、水痘が治った後でも神経節の中に潜んでいる。そして、免疫力がおちたときとき（体の抵抗力が弱ったとき）に帯状疱疹として発症する。したがって、原則的には水痘になったことのある人にはうつらず、水痘になったことのない人には、（帯状疱疹ではなく）水痘としてうつる。

Q43 アトピーとは何か？

A43 遺伝的なアレルギー体質のことをアトピーといい、これに基づいて、寛解・増悪を繰り返す掻痒のある湿疹を主病変とする疾患をアトピー性皮膚炎という。アトピー素因を持っていても全員アトピー性皮膚炎を発症するわけではなく、アトピー素因に何らかの環境因子が加わって発症すると考えられている。

Q44 巻き爪の治療は皮膚科でできるか？

A44 皮膚科でも整形外科でもできる。足の指の爪が、肉に食い込んで周囲が赤くはれて汁や血が出て、さらに爪の横に肉芽（赤い肉の塊）ができ、痛くて靴が履けず、歩くのさえつらくなることがある。この状態を陥入爪（巻き爪）という。治療法は、軽症では爪のヘリに綿をつめて正常に戻すことも可能だが、重症のときは手術を行なう。さらに、予防や再発防止のために、爪のへりを斜めに切るのではなく、へりを残して真横に切り、へりが皮膚の上にのりあげるようにするとよい。

16.3 治療について

Q45 最近、ほくろと思っていたらだんだん大きくなってきて心配だが、簡単に取れるか？

A45 大きさにもよるが、日帰り手術で処置可能なものが多い。ほくろは年齢とともに大きくなるし数も増えてくる。団子のように丸く、しかも毛が生えて大きくなるものは悪性の心配はまずない。一般に、足の裏のほくろや手のほくろは悪性化しやすいといわれている。診断がむずかしく、長さが5mm以上の場合、少しでも悪性が疑われる場合、取り残さないように全部予防的に切除して、きちんと病理検査を実施すべきである。悪性が疑われるほくろとは

① 拡大傾向が強い（たとえば、1年で大きさが2倍になる）
② 出血がある
③ 隆起してきた
④ 色の濃淡混在（しみ出し現象がある）
⑤ 自壊してきた

といった症状がある。

Q46 ニキビは病気か？

A46 ニキビは病気である。ニキビは、皮膚の毛穴に常にある「アクネ桿菌」という菌の増殖による炎症から起こるもので、さまざまな要因でホルモンバランスが崩れることで、皮脂が過剰に分泌され毛穴を詰まらせたり、菌の炎症を起こしてしまうものである。原因として、以下のようなものがある。

① 思春期など第二次成長によるホルモンバランスの変化
② 生活や環境によるストレス
③ 睡眠不足による自律神経やホルモンバランスの悪化
④ 便秘による腸内の悪玉菌の増加、それによる有害物質の発生が皮膚への悪影響
⑤ 糖分、油分、アルコールなどの過剰摂取などの偏った食生活

⑥ 遺伝（皮脂腺の形態や分布のあり方、総量や機能などは遺伝する可能性がある）

ニキビには慌てて治療しなくてもよいニキビと、ちょっと急いで治療しなければいけないニキビの二つがある。急いで治療が必要なニキビとは、ニキビが赤く腫れたり、膿を持っているもので、後々ニキビ跡になってしまう可能性が大きいからである。いわゆる白ニキビ（赤くないプツプツがある状態）はそれほど緊急性はないが、見た目の問題や赤いニキビへの進行の予防などの意味合いから、治療を行なう人も多い。基本的には、健康保険適応の外用・内服治療を行なうが、患者の状況によってはケミカルピーリング（自費治療）やニキビ専用の洗顔料（石鹸）、化粧水を販売する医院もある。

Q47　ケミカルピーリングとは何か？
A47　フルーツ酸などの薬液で皮膚の掃除をする方法の一つ。具体的には、古くなった角質を取り去ることで、皮膚の新陳代謝を活性化し、新しく皮膚を再生させる治療法である。治りにくいニキビや、白ニキビに対して効果がある。ニキビ以外にも、くすみがとれたり、化粧のノリがよくなるなどの効果がある。数回のグリコール酸ピーリングであまり効果がなかった人は、サリチル酸マクロゴールピーリングなど症状にあわせて薬の強さを調節する。副作用は少ないが、人によってはピリピリ感や若干赤くなったりすることがある。

Q48　シワの治療をしたいが、どのような方法が一番良いか？
A48　症状によって違う。目じりの笑いジワ（カラスの足跡）や眉間のシワなどの表情ジワにはボトックス、深い構造ジワにはコラーゲンやヒアルロン酸などの注入、乾燥などによる浅いちりめんジワにはピーリングやレチノイン酸などの治療法が効果的である。

16.3 治療について

Q49 ホクロを取りたいが、治療方法にはどんなものがあるか？

A49 レーザーや電気メスによる治療、切除手術などがある。レーザーや電気メスによる治療は、ホクロにレーザーや高周波電流をあて、凝固させる方法である。術後はかさぶたになるので、自然にはがれるのを待つ。切除手術は、切開してホクロを取り出してから縫合する方法で、術後5〜7日目に抜糸のための来院が必要となる。治療は、ホクロの大きさ、ふくらみの状態などにより異なってくるので、医師と相談のうえで治療方法を決定する。

Q50 線維芽細胞(せんいがさいぼう)の補充療法のときに、材料となる細胞を採取する場所が異なっているということを聞いたが、どのように違っているのか？

A50 自己血で培養した線維芽細胞をシワに沿って注入する方法によって、皮膚のシワを安全に、かつ持続的に伸ばすことができる。この際、基盤となる組織として、耳の後の表皮を採取する方法と、口腔粘膜を採取する方法がある。二つの方法を比較すると、口腔粘膜から採取した線維芽細胞の方が成長も速く治療効果も高いといわれている。耳の後から採取した場合、傷が残るので口腔粘膜からの採取を希望する人が多くなる。

索　引

和文項目の太字は、医薬品（一般名、商品名）以外の用語を示す。

【あ　行】

アールミン錠　98
アイシング　229
アイビーディ（カプセル・ドライシロップ）　108
アイビナール点眼液0.01%　136
アイラックス　112
アインV軟膏　120
アインテール（カプセル・ドライシロップ）　104
亜鉛華でんぷん　126
亜鉛華軟膏　37, 39, 42, 48, 67, 68, 126
アギール（シロップ・散）　96
アクアチム軟膏　60, 63
アクチオス　112
アクチダス　112
アクトシン軟膏　90
アクネ桿菌　233
アコレート錠　106
アシクロビル　45, 112, 132,
アシクロメルク　112
足白癬　64, 65
アシビル　112
アシロベック　112
アシロミン　112
アズサレオン錠　102
アスタットクリーム　134
アスタット液　134
アスタット軟膏　67, 134
アスデロゾン（軟膏・クリーム）　120
アストブチン錠　98
アストリック　112
アズノール軟膏　126, 138
アスモット錠　102
アセチロール軟膏　128
アセトアミノフェン　229
アゼビット錠　98
アゼプチン（錠・顆粒）　98
アゼン錠　98

アタマジラミ　231
アタラックスP（カプセル・シロップ・ドライシロップ・散）　78, 98
アタラックス錠　38, 98
アデコック錠　100
アテネジン（細粒・錠）　112
アデホス　46
アデロキザール散　110
アドコルチン（軟膏・クリーム）　120
アトピー　17, 224, 232
　――素因　232
　――ビジネス　36
アトピー性皮膚炎　17, 223
　――の外用療法　28
　――の好発年齢　18
　――の好発部位　18
　――の診断基準　18
　――の治療　21
　――の治療ガイドライン　18
　――の定義　18
　――の発症機序　19
アトピクト錠　100
アドフィード貼付剤　134
アドメッセン（錠・顆粒）　98
アトラントクリーム　134
アトラント外用液　134
アナチフェンカプセル　100
アナミドール（軟膏・クリーム）　118
アニミングシロップ　96
アパステル　36
アブシラジン錠　96
アフゾナ（軟膏・クリーム・ローション）　118
アブラチン錠　102
アポコート（軟膏・クリーム）　122
アマゾロン（細粒・錠）　112
アマドラ　114
アマンタジン塩酸塩　112

アムシノニド　120
アムゼント錠　100
アラーゼ　132
アラギールシロップ　96
アラセナA　42, 45, 132
アリアロンF　110
アリナミンF　110
アリマン錠　100
アリメジン（錠・散・シロップ）　96
アルサス錠　96
アルジキサール（錠・ドライシロップ）　104
アルゾナユニバーサルクリーム　118
アルゾナ軟膏　118
アルデシンAQネーザル　138
アルピード錠　102
アルピニー　229
アルプロスタジル　138
アルメタ軟膏　122
アレギサール（錠・ドライシロップ）　104
アレギサール点眼液　136
アレグラ　39, 78
　――錠　102
アレゲイン錠　102
アレジオテック錠　102
アレジオン（錠・液・ドライシロップ）　31, 36, 78, 102
アレトン（錠・ドライシロップ）　100
アレナピオン錠　102
アレルオフ錠　102
アレルギー　17
　――性蕁麻疹　76
アレルギン散　96
アレルナート細粒　104
アレルナシン超微粒カプセル　102
アレロック　38, 48, 77
　――錠　102

237

索　引

アロミドン（軟膏・クリーム）120
アンダーム（軟膏・クリーム）126
アンチエイジング　159, 195, 228
アンテベート（軟膏・クリーム・ローション）　36, 54, 80, 118
アンヒバ　229
アンフラベート（軟膏・クリーム・ローション）　118
アンホリル（軟膏・クリーム）126
アンレキサノクス　104
イオウカンフルローション　60
イオダインM液　128
イオン導入　187, 193, 195
イコナゾンカプセル　114
医師法　217
イジロンV軟膏　120
イソジン　63, 128
Ⅰ型アレルギー　17, 31
イデノラートカプセル　114
イトコナゾール　71, 72
イトラートカプセル　114
イトラコナゾール　114
──（トリアゾール）114
イトラコネート　114
イトラコンカプセル　114
イトラリール　114
イトリゾール　68, 71, 114
イトロン（軟膏・クリーム・ローション）　120
イブジラスト　104, 136
イブプロフェンピコノール　61, 126
イフラサールシロップ　98
イブロニン（軟膏・クリーム）126
医薬部外品　163
イラクサ　73
医療トラブル　210
入れ墨　219
イワザック軟膏　126
イワトミド（錠・ドライシロップ）100
インタール細粒　104
インタール点眼液　136
インテバンクリーム　134
インテバン外用液　134
インドメタシン　134
インファナル　120
インフォームド・コンセント　209
インベスタン（錠・シロップ・ドラ

イシロップ）　96
陰　陽　35
ウイルス性疾患　41
ウイルス皮膚感染症　30
ウイルソン軟膏　126
ウフェナマート　126
馬の油　229
ウリモックス軟膏　128
ウレア軟膏　128
ウレパールL（ローション）　128
ウレパール軟膏　128
温清飲　35
エアゾリンD1（エアゾル）124
エキザベル軟膏　37, 39
エキザルベ　124
腋臭症　175
液体培地　201
エクラー（軟膏・クリーム・ローション・テープ・プラスター）120
エクリン汗腺膿症　56
壊死性筋膜炎　57
エステティックサロン　161
エセブロン（錠・カプセル）110
エトレチナート　53, 114
エバスチン　102
エバステル　78
──錠　102
エピナジオン錠　102
エピナスチン錠　102
FAD（錠・シロップ）110
エフビタジャスト　110
エルタシン軟膏　130
エルビナン錠　102
遠位・側縁部爪甲下型　70
塩化カルプロニウム　81, 82, 136
塩基性抗アレルギー薬　32
円形脱毛症　79
塩酸アゼラスチン　98
塩酸アマンタジン（細粒・錠）98, 112
塩酸エピナスチン　31, 102
──錠　102
塩酸オザグレル　106
塩酸オロパタジン　102
塩酸ジフェンヒドラミン　96
塩酸シプロヘプタジン　98
塩酸セチリジン　102

塩酸テルビナフィン　71, 72, 134
塩酸テルビナフィン（アリルアミン系）114
塩酸トリプロリジン　96
塩酸バラシクロビル　43, 45
塩酸ヒドロキシジン　98
塩酸フェキソフェナジン　102
塩酸ブテナフィン　134
塩酸プロメタジン　98
──錠　98
塩酸ホモクロルシクリジン　98
塩酸レボカバスチン　136, 138
エンチフルゾン（軟膏・クリーム）118
エンチマック（軟膏・クリーム）126
エンペラシン錠　96
オイラゾンD軟膏　122
オイラックスH軟膏　124
オイラックス軟膏　128
オイリッチクリーム　122
黄色期　89
黄色ブドウ球菌　62
黄連解毒湯　35, 40
オーダーメード　221
オキサール　52
オキサテクトドライシロップ　100
オキサトーワ（錠・ドライシロップ）100
オキサトミド（錠・ドライシロップ）100
オキサロール軟膏　54
オキロット（錠・ドライシロップ）100
お薬手帳　212, 220
オクソラレン　81
オザグレル錠　106
オドメール点眼液　136
オノン（カプセル・ドライシロップ）100
オリトミンドライシロップ　100
オルセノン　138
──軟膏　90

【か　行】

ガーランド（錠・ドライシロップ）100
外傷性脱毛症　80

索　引

カイノチーム（軟膏・クリーム）　118
外用療法（アトピー性皮膚炎の）　28
かかりつけ医　214
かかりつけ薬局　214, 215
角質細胞　23
角質層　222, 227
角質増殖型　64
角膜炎　44
角膜ヘルペス　41
カサール　132
カタセンタドライシロップ　100
カチリ（リニメント）　48, 126
化膿球菌　56
化膿性汗腺炎　56-57
化膿性爪囲炎　57
化膿性膿痂疹　62
化膿性レンサ球菌　62
痂皮性膿痂疹　62
カポジ水痘様発疹症　42
カラスの足跡　234
カラミラデロンVクリーム　120
カラミンローション　126
カルシポトリオール　52
カルテ　217
環境因子　21
眼・耳科用リンデロンA軟膏　124
関節症性乾癬　51
乾　癬　50
　——の種類　50
　——の治療法　52
乾癬性紅皮症　51
陥入爪　232
肝　斑　181
カンフル精　128
顔面神経麻痺　44, 46

気血水　35
キセブレン（カプセル・シロップ・ドライシロップ）　100
キソラミン錠　96
キタゼミン（錠・細粒）　100
吉草酸ジフルコルトロン　118
吉草酸デキサメタゾン　120
吉草酸酢酸プレドニゾロン　122
吉草酸ベタメタゾン　120
　——の合剤　122
キノトミン（錠・散）　96
キプレス（錠・チュアブル）　106

吸水軟膏　126
急性蕁麻疹　75
強力レスタミンコーチゾンコーワ軟膏　124
虚　実　35
近位部爪甲下型　70
キングローン軟膏　124
キンダベート軟膏　36, 37, 39, 69, 124
キンダロン（軟膏・ローション）　124

クーペA（軟膏・クリーム）　122
クスミ　222
クラチフェンカプセル　100
クラドイド（軟膏・ローション）　128
クラリシッド　60, 61
クラリスロマイシン　60
クラリチン（錠・レディタブ）　37, 78, 102
グランザート（細粒・錠）　112
グリコール酸ピーリング　234
グリコベース（軟膏・クリーム）　120
グリジール（軟膏・クリーム・スカルプ）　118
クリスタルピーリング　192
グリセオフルビン　114
グリセオフルビンSG　114
グリセチンV　114
グリフロン　80
グリパスC軟膏　126
グリメサゾン軟膏　122
クリンダマイシン　60
クレ・ママレットシロップ　96
グレープフルーツジュース　226
クレマニルドライシロップ　96
クロコデミン錠　96
グロスパール　112
クロタミトン　128
クロダミン（散・シロップ）　96
クロベート　112
クロベタボロン軟膏　124
クロマイP軟膏　124
クロモグリク酸ナトリウム　104, 136

荊芥連翹湯　61
経皮吸収　225

ゲーベンクリーム　86
化粧品　162
ケジラミ　231
ケタスカプセル　104
血管性浮腫　76
血小板　197
結膜炎　44
ケトコナゾール　134
ケトチロン（カプセル・ドライシロップ）　100
ケトテン（カプセル・ドライシロップ）　100
ケトテン点眼液　136
ケトテン点鼻液　138
ケトプロフェン　136
ケナコルトA（軟膏・クリーム）　122
ケミカルピーリング　190, 221, 234
ケミカルメディエーター　31
ケラチナミンコーワ軟膏　128
ケラベンス軟膏　128
ケリグロール（軟膏・クリーム）　120
ケルガー　134
ゲルナート軟膏　130
ゲンタシン（軟膏・クリーム）　63, 130

抗アレルギー薬　31, 33
咬筋縮小　176
高周波放電管機器　186
口唇ヘルペス　41
抗ヒスタミン薬　31, 33
コートリル錠　108
コートン錠　108
コーヒス散　96
黒色期　88
個人情報保護法　218
コスメティックサロン　161
コバテクト錠　98
コムフィールアルカスドレッシング　90
コメスゲン（錠・カプセル）　110
コラーゲン　170, 195, 221, 227, 234
コリン性蕁麻疹　76
コルソン錠　108
コルテス（軟膏・クリーム）　124
コンベック（軟膏・クリーム）　126

239

索　引

【さ　行】

ザーネ軟膏　128
サーマクール　185, 195
細菌感染症　30, 56, 225
柴胡清肝湯　35
再生医療　196, 220
サイプロミンシロップ　98
サイベース（軟膏・クリーム・ローション）　118
細胞治療　204
サクロチン錠　96
酢酸コルチゾン　108
酢酸ジフロラゾン　118
酢酸パラメタゾン製剤　108
酢酸ヒドロコルチゾン　124
酢酸プレドニゾロン　124
　——眼軟膏　124
サコール（軟膏・クリーム）　118
ザジテン（カプセル・シロップ・ドライシロップ）　100
ザジテン点眼液　136
ザジテン点鼻液　138
ザジトマカプセル　100
サジフェン（カプセル・ドライシロップ）　100
痤瘡　57
　——桿菌　59
　——の原因　58
　——の種類　58
　——の治療法　59
サトウザルベ　126
ザトチテンカプセル　100
ザフィルルカスト　106
白　湯　226
サラチン（カプセル・ドライシロップ）　100
サリチル酸　128
　——マクロゴールピーリング　234
　——ワセリン　37, 38, 67
　——ワセリン混合軟膏　54
　——ワセリン軟膏　128
サリベドール（軟膏・クリーム）　126
サルジメン（カプセル・シロップ・ドライシロップ）　100
ザルックス（軟膏・クリーム）　120
サレックス（軟膏・クリーム）　118
サワスチン（軟膏・クリーム）　120
サンアシル　112

酸化亜鉛　126
サンクミン錠　98
三叉神経　47
酸性抗アレルギー薬　32
サンディミュン（カプセル・内用液）　114
サンテゾーン眼軟膏　122

シークナロン錠　100
シービ-G　110
Jヨード液　128
ジェントレーザー　184
歯周組織　197
シオスナール　132
紫外線療法　81
趾間型　64
歯間乳頭　197
色素細胞　227
色素性蕁麻疹　76
色素沈着　181
シキタン　112
ジキリオン（シロップ・液）　100
シクポラール　114
シクロスポリン　53, 114
ジクロフェナクナトリウム　134
ジスロン錠　98
刺　青　219
湿　疹　223
シナール　60, 110
紫斑　225
ジヒドロテストステロン（DHT）　83
ジフェンヒドラミン　128
シフナール（軟膏・クリーム）　118
ジフラール（軟膏・クリーム）　118
ジフルプレドナート　118
シプロアチンシロップ　98
ジプロピオン酸ベタメタゾン　118
ジベンザック（軟膏・クリーム）　126
シマロン（軟膏・クリーム・ゲル）　120
シ　ミ　179
ジメチルイソプロピルアズレン　126, 138
ジメチルスルホオキシド（DMSO）　66
雀卵斑　180
謝　礼　217
重傷度判定　25

自由診療　219
集簇性痤瘡　59
柔軟効果　226
シュウビトル錠　98
十味敗毒湯　35
酒石酸アリメマジン　96
紹介状　218, 219
小柴胡湯　35
小水疱型　64
小青竜湯　35
消風散　35
情報提供料　220
梅　瘡　84
　——の原因　84
　——の好発部位　85
　——の治療　87
　——の分類　86
食物依存性運動誘発アナフィラキシー　76
ジルダザック（軟膏・クリーム）　126
ジルテック　38, 77
　——錠　102
白ニキビ　234
シ　ワ　167, 222, 234
真菌感染症　30, 64, 225
真菌症　64
シングレア（錠・チュアブル）　106
人工皮膚　197
尋常性乾癬　50
尋常性痤瘡　58
親水軟膏　128
新生児痤瘡　58
振動蕁麻疹　76
腎部ヘルペス　42
蕁麻疹　73, 228
　——の原因　75
　——の種類　75
蕁麻疹様血管炎　76
シンメトレル　112
水　痘　41, 47
水痘帯状疱疹ウイルス　43
水疱性膿痂疹　62
髄膜脳炎　44, 46
ズーム液　66
スキンケア　23
スタデルム（軟膏・クリーム）　60, 61, 126

索引

スチブロン（軟膏・クリーム・ローション）　118
ステラロールBシロップ　108
ステロイド　25, 223
　──ホルモン　25
　──外用剤　52
　──外用薬　30, 223
　──拒否症　29
　──痤瘡　30, 59
　──性抗炎症薬　25
　──潮紅　30
スパクリット（錠・ドライシロップ）　100
スピラゾン（軟膏・クリーム・ローション）　122
スプデル（カプセル・シロップ・ドライシロップ）　100
スプロフェン　126
水疱性膿痂疹　57
スミスリン　231
スルプロチン（軟膏・クリーム）　126
スレンダム（軟膏・クリーム）　126
性機能低下　224
性器ヘルペス　42, 43
精子減少　224
清上防風湯　61
精製白糖　138
成長因子　197
性欲減退　224
セキシード（カプセル・ドライシロップ）　104
赤色期　90
セキタールシロップ　100
セキトンシロップ　100
セシリノールカプセル　104
ゼスラン（錠・シロップ・細粒）　100
接触蕁麻疹　76
セドリプス錠　100
セファランチン　80
セフゾンドライシロップ　63
ゼフナートクリーム　67, 134
ゼムロンゲル　128
セラトロダスト　106
セラミド　23
ゼルス　134
セルスミン（錠・ドライシロップ）　100

セルテクト（錠・ドライシロップ）　100
セルテクトドライシロップ　63
セルテス（錠・ドライシロップ）　100
セルトミド（錠・ドライシロップ）　100
セルベックス　68
セルマレン（錠・ドライシロップ）　100
セレスターナ錠　96
セレスタミン（錠・シロップ）　38, 77, 96
セレロイズ軟膏　128
線維芽細胞　197, 235
　──補充療法　201
全層異形成型　70
蘚苔化病巣　29

掻破痕　39
ソバカス　180
ゾビアトロン　112
ゾビクロビル　112
ゾビスタット　112
ゾビラックス　45, 48, 112
　──眼軟膏　47, 132
　──顆粒　112
ソフラチュール　130
ソフラチュール帯　130
ソルニム（クリーム）　120
ソルファ錠　104
ソルベガ（軟膏・クリーム・ゲル）　118
ソロミー軟膏　118

【た 行】

ターンオーバー　164, 201
ダイアコート（軟膏・クリーム）　118
体質　224
帯状疱疹　41, 43, 226, 232
　──後神経痛　44, 45
ダイプロセル（軟膏・クリーム）　118
タカシトール　52
多汗症　175
タクロリムス　37, 132
タザノールカプセル　104
タザノラスト　104
タザレストカプセル　104

脱毛　230
　──症　79, 223
タツモール（錠・ドライシロップ）　104
タベジール（錠・散・シロップ）　96
タミフルカプセル　112
タミフルドライシロップ　112
多毛　30
ダラシンTゲル　60
タリオン錠　37, 102
タリビット眼軟膏　47
タルメア軟膏　122
ダレンカプセル　102
炭酸ガスレーザー　185, 195
単純性疱疹　41
　──ウイルス　41
男性型脱毛症　79-81, 223

地域医療計画　215
チオキネート　110
チオデニン　110
チガソン　53, 114
治頭瘡一方　35, 40
チムケント錠　102
潮紅　225
調剤薬局　209
調剤料　220
ちりめんジワ　199
治療ガイドライン（アトピー性皮膚炎の）　18, 26
チンク油　126
ツベルクリン反応　224
爪白癬　64, 69

D・E・X眼軟膏　122
dl-カンフル　128
T細胞　17, 54
DJポピドンヨード液　128
ディーピーボロン（軟膏・クリーム）　118
d-マレイン酸クロルフェニラミン　96
　──配合剤　96
dl-マレイン酸クロルフェニラミン　96
テイブロックカプセル　104
デートニン（軟膏・クリーム）　120

241

索　引

テーラーメード医療　196, 197
テオクル酸ジフェニルピラリン　96
テオロップ軟膏　118
デカドロン（錠・エリキシル）　108
デキサ・チョーセイ軟膏　122
デキサ・ママレットドライシロップ　108
デキサA軟膏　122
デキサメサゾン（錠・エリキシル）　108
デキサメサゾン（軟膏・クリーム・ローション）　122
デキサメサゾン眼軟膏　122
デキサメタゾン　108, 122
デキサG軟膏　122
デキサンVG（L）　122
滴状乾癬　50
テクステメンユニバーサルクリーム　118
テクスメテン軟膏　118
テストーゲン軟膏　122
テストステロン　83
デズワルトカプセル　100
テトラサイクリン系　226
テビーナ　134
デビオンVG軟膏　122
デブリサン　89
テラ・コートリル軟膏　124
デラキシ-M　110
テラコー・スプレー　124
テラジアパスタ　37, 42, 45, 63, 67, 68
デルキサム（軟膏・クリーム）　126
デルギンG（錠・ドライシロップ）　96
デルスパート（軟膏・クリーム）　118
デルトーマ（錠・ドライシロップ）　100
デルトピカ（軟膏・ローション）　118
テルニジン外用液　128
デルムサット（軟膏・クリーム）　120
デルモゾール（軟膏・ローション）　120
デルモゾールDP（軟膏・クリーム・ローション）　118
デルモゾールG（軟膏・クリーム・ローション）　122

デルモベート（軟膏・クリーム・スカルプ）　38, 118
デルモランF軟膏　122
デルモリチン　110
転院　218
伝染性膿痂疹　61
東海ポビドン液　128
当帰飲子　35, 40
東豊カンフルチンキ　128
トーファルミン（細粒・錠）　112
トーラスタンドライシロップ　100
ドクターショッピング　213
トクダーム　120
とこずれ　84
トシル酸スプラタスト　108
トチプロベタゾン軟膏　120
トノリフト錠　98
トパルジック（軟膏・クリーム）　126
トピアス（カプセル・細粒・ドライシロップ）　104
とびひ　61, 230
トブシム（軟膏・クリーム・ローション・スプレー）　120
トブシムEクリーム　120
トブシム軟膏　37
ドボネックス　52
ドメナン錠　106
トラコナ　114
トラニラスト　104, 136
──（カプセル・ドライシロップ）　104
トラフェルミン　138
トリアムシノロン　108
──アセトニド　122
トリセダイド　110
トリプタノール　45
トリホモン（軟膏・クリーム）　118
トレノイン　181
トレチノイントコフェリル　138
ドレニゾンテープ　38

【な　行】

ナジフロキサン　60
ナルタール（軟膏・クリーム）　118
ニキビ　57, 191, 225, 233
肉芽　232
ニコチン酸　227

二次感染　229
ニゾラールクリーム　68, 134
ニゾラールローション　134
ニフラン点眼液　136
ニポラジン（錠・シロップ・細粒）　100
尿素製剤　128
抜け毛　224
ネオーラル　54, 55
──（カプセル・内用液）　114
ネオスラント錠　100
ネオマレルミンTR錠　96
ネオメドロールEE軟膏　39
ネオメルク（細粒・カプセル）　114
ネオヨジン液　128
ネオレスタミンコーワ散　96
ネグミン液　128
ネチコナゾール塩酸塩　134
熱傷　229
ネリゾナ（軟膏・クリーム・ソリューション）　118
ネリゾナユニバーサル（クリーム）　118
ノイキノン　46
ノイメチコール　110
ノイロビタン錠　110
膿皮症　56
膿疱性乾癬　51
ノギロンV軟膏　122
ノギロンクリーム　122
ノルコット（軟膏・クリーム）　120

【は　行】

ハーユロン（軟膏・クリーム）　120
ハイセチンP軟膏　124
ハイトコバミンM　110
ハイドロキノン　182
ハイニュース（錠・散・シロップ）　96
白色期　90
白色軟膏　128
白色ワセリン　128
白　癬　64
──菌　64, 66

索引

バクトロバン鼻腔用軟膏 130
ハケロン軟膏 120
パスタロン（軟膏・ローション） 128
パスタロンソフト 67, 128
ハスレン軟膏 126
肌細胞 220
ハタナジン錠 98
パッチテスト 231
バナールE 110
汎発性膿疱性乾癬 53
バファリン 229
パポバウイルス 230
パモ酸ヒドロキシジン 98
バラシクロビル塩酸塩 112
パラマイシン軟膏 130
パラメゾン錠 108
バリアック（カプセル・細粒） 104
バリア機能 23
ハルシノニド 120
パルデス（軟膏・クリーム・ローション） 124
バルトックス 110
バルトレックス 43, 45, 48, 112
バルトレックス顆粒 48, 112
パルファード錠 98
パルファジン 110
ハレムニン錠 100
バンコミン 110
パンテチン 110
パンテチン製剤（ビタミンB5） 110
パンデル（軟膏・クリーム・ローション） 120
パントシン（散・錠・細粒） 110
パンビオチン 110
パンホリータ 110

ピアス 219
ヒアルロン酸 168, 195, 221, 227
非アレルギー性蕁麻疹 76
ビーソフテン（軟膏・ゲル・ローション） 128
ビータゾン軟膏 124
ピーリング 189, 193, 234
ビオゼックス錠 110
ビオチン 110
――（散・ドライシロップ） 110
ビクロックス 112

皮脂 222
ヒシヨード液 128
ヒシレタン錠 100
皮疹 25
――の重傷度 25
ビスオDS軟膏 122
ビスオクリームAクリーム 124
ビスコザール（軟膏・クリーム） 120
ビスダーム（軟膏・クリーム） 120
ヒスタール（錠・散） 96
ヒスタブロック錠 96
ヒスタミン 17, 73
ヒスタリジン錠 98
ヒズボット（軟膏・クリーム） 118
ヒスポラン錠 100
ビスミラー散 96
ビゾクロス 112
ビタファントF 110
ビタミンA 128
――誘導体 53
ビタミンB1製剤 110
ビタミンB2 60
――製剤 110
ビタミンB6 60
――製剤 110
ビタミンB12製剤 110
ビタミンC・パントテン酸カルシウム配合剤 110
ビタミンC誘導体 195, 227
ビタミンD3外用剤 52
ビタミンE 110, 227
――製剤 110
ビタミンE・A 128
ビダラビン 45, 132
ピドキサール 60
――錠 110
ヒトプラセンタ 227
ビトラ軟膏 122
ヒドロコルチゾン 108
――の合剤 124
ビナジオン錠 102
ピナトスカプセル 104
美白成分 227
ピバル酸フルメタゾン 122
皮膚 164
――萎縮 30, 225
――ガン 230
――糸状菌 64
――の若返り 204

ビフェルチン錠 98
ヒフメタ（軟膏・クリーム） 120
ビヘルス錠 96
ヒベルナ散 98
ヒベルナ糖衣錠 98
ヒポジン液 128
ビホナゾール 134
肥満細胞 73
日焼け 230
白虎加人参湯 35
ビューシ-S 110
表在白色型 70
表情ジワ 175
美容整形 159
美容内科 159
表皮 164
美容皮膚科 159, 161
ピリドキサール錠 110
ピリドリンS 110
ヒルドイド（軟膏・ゲル・ローション） 128
ヒルドイドソフト 37, 48, 54, 128
ビルヘキサル 112
ピレチア（細粒） 98
ピレチア錠 98
ピロラール錠 96
ファルラックス 112
ファロム 61
――ドライシロップ 63
フィブラストスプレー 90, 138
プール 230
フエナゾール（軟膏・クリーム） 43, 45, 126
フェニラミン散 96
フェノール亜鉛華リニメント 48, 126
フォトフェイシャル 167, 186
副腎皮質ホルモン 25
――薬 35
フシジンレオ軟膏 63, 130
フシジン酸ナトリウム 130
フスチゲンカプセル 104
不耐症による蕁麻疹 76
プチ整形 170
物理性蕁麻疹 76
ブドウ球菌属 56
ブフェキサマク 126
フマルフェン（カプセル・ドライシロップ） 100

243

索　引

フマル酸エメダスチン　102
フマル酸クレマスチン　96
フマル酸ケトチフェン　100, 136, 138
　——錠　100
フラジオ軟膏「山川」　130
プラセンタ　227
プラデスミン錠　96
プラノプロフェン　136
プラバスタ（軟膏・クリーム）　118
フラビタン　60
　——（錠・シロップ）　60, 110
フランカルボン酸モメタゾン　118
プランコール（軟膏・クリーム）　122
プランルカスト水和物　106
フルオシノニド　120
フルオシノロンアセトニド　122
フルオロメトロン　136
　——点眼液　136
フルコート（軟膏・クリーム・ローション・スプレー・ソリューション）　122
フルコートF　122
　——軟膏　122
フルゾン（軟膏・クリーム）　122
フルチカゾンプロピオン酸エステル　138
フルナーゼ点鼻液　138
フルナート（軟膏・クリーム）　118
フルベアンコーワテープ　122
フルボロン（軟膏・クリーム）　122
フルミノール錠　96
フルメタ（軟膏・クリーム・ローション）　118
フルメトロン点眼液　136
フルルビプロフェン　134
フルルミン　110
プレクルス（カプセル・細粒）　104
プレドニゾロン　108, 124
　——（錠・散）　108
　——（軟膏・クリーム）　124
　——眼軟膏　124
プレドニン　46, 68
　——眼軟膏　39, 124
　——錠　108
プレドハン錠　108
プレロン錠　108
プレント細粒　104
不老不死　196

プロコン散　96
フロジン液　80, 82, 136
プロスタンディン軟膏　138
プロダーム（軟膏・クリーム）　118
プロダミン（錠・散）　96
プロトピック小児用軟膏　132
プロトピック軟膏　36, 37, 132
プロナック点眼液　136
プロニカ（錠・顆粒）　106
プロパデルム（軟膏・クリーム）　122
プロピオン酸アルクロメタゾン　122
プロピオン酸クロベタゾール　118
プロピオン酸デキサメタゾン　120
プロピオン酸デプロドン　120
プロピオン酸ベクロメタゾン　122, 138
プロペシア　83
プロベト　128
ブロムフェナクナトリウム　136
ブロメタゾン（軟膏・クリーム）　122
プロメライン軟膏　86

ベータメサ（錠・シロップ）　108
ベガ錠　106
ベギン軟膏　128
ベクタン（錠・カプセル）　110
ベクトミラン軟膏　120
ベクラシン（軟膏・クリーム）　122
ベシカム　61
　——（軟膏・クリーム）　126
　——クリーム　60
ベシル酸ベポタスチン　102
ベスタゾン「ガレン」（軟膏・クリーム）　120
ベストフラン（軟膏・クリーム）　122
ベタセレミン錠　96
ベタフルゾン軟膏　124
ベタメタゾン（ステロイド）　96
ベタメタゾン製剤　108
ベトネベート（軟膏・クリーム）　120
ベトネベートN（軟膏・クリーム）　122
ベトノバールG（軟膏・クリーム）　122
ベナピー（カプセル・ドライシロップ）　100

ベナンジール錠　96, 100
ベナ錠　96
ベネン（錠・シロップ）　96
ヘパダーム（軟膏・ゲル）　128
ヘパリン類似物質　128
ベペシン（錠・ドライシロップ）　100
ベミストメルク（錠・ドライシロップ）　104
ベミラストン（錠・ドライシロップ）　104
ベミラストン点眼液　136
ペミロラストカリウム　104, 136
ベラホルテン錠　98
ベリアクチン　38
　——（錠・散・シロップ）　98
ベルクスロン　112
ベルスタチン錠　98
ヘルペス　41, 225
　——性ひょう疽　42
　——性歯肉口内炎　41
ヘルボッツ錠　102
ベンダザック　126
ベンプリンAQネーザル　138
ペンレステープ　200

ボアラ（軟膏・クリーム）　120
ボイダン（散・錠）　112
蜂窩織炎　57, 68
蜂巣炎　57
ホクロ　233, 235
保護効果　226
保湿効果　226
ホスボールクリーム　134
ホソイドンゲル　128
ボチシート　126
勃起不全　224
ボトックス　173, 195
ポビドン－A　128
ポビドンヨード　128, 138
　——液　128
ポピヨード液　128
ポピヨドン液　128
ポピラール液　128
ホマダモン錠　98
ホモクリシン錠　98
ホモクロミン錠　98
ホモマレルミン錠　98
ポラジットシロップ　96

244

索　引

ポララミン（錠・散・シロップ・ドライシロップ）　96
ポララミン復効錠（製造中止）　96
ポリシラール軟膏　122
ボルタレンゲル　134
ホルメゾンVG軟膏　122
ボンアルファ　52
　──クリーム　54
ボンアルファHi軟膏　54
ボンゴール液　128
ボンシルFP　114

【ま　行】

マイ・カルテ　212
マイアロン（軟膏・クリーム・ローション）　118
マイクロシールドPVP-S　128
マイコスポール　134
マイザー（軟膏・クリーム）　37, 54, 68, 118
マキサカルシトール　52
巻き爪　232
マゴチフェン（カプセル・シロップ・ドライシロップ）　100
マゴチミンシロップ　96
マゴチラスト細粒　104
マゴチン錠　96
麻酔用テープ　200
マスト細胞　73
マスレチン錠　96
マチバコール　45
マハディー（軟膏・クリーム・液）　118
マルスチン錠　96
マレイン酸クロルフェニラミン（錠・シロップ・散）　96
マレラミン散　96
マレルミンF（錠・シロップ）　96
慢性蕁麻疹　75

水いぼ　230
みずぼうそう　41, 47
水虫　64, 225, 231
ミタゾーン錠　108
ミタパン　110
ミノキシジル剤　82
ミノサイクリン　60
ミノマイシン　60
ミルドベート軟膏　124

虫除けスプレー　224
ムタヤイン（軟膏・クリーム）　120
ムピロシンカルシウム　130

メインベート（軟膏・クリーム・ローション）　120
メキタール錠　100
メキタジン　100
　──（錠・ドライシロップ）　100
メキタゼノン錠　100
メキタミン錠　100
メクテクト（錠・ドライシロップ）　100
メコバマイド　110
メコバラミン　110
メコラミン　110
メサデルム（軟膏・クリーム・ローション）　120
メソセラピー　179, 195
メチクール　110
メチコバール（細粒・錠）　46, 110
メチルコバラミン　46
メチルプレドニゾロン　108
メチルプレドニゾン　81
メチレンジサリチル酸プロメタジン　98
メディエーター　34
メデジオン錠　102
メトキサレン　45
メトトレキサート（MTX）　52
メドキシムクリーム　120
メドロール錠　108
メラノサイト　227
メラボン（カプセル・シロップ・ドライシロップ）　100
免疫抑制外用剤　30
免疫抑制剤　53
メンタックスクリーム　134

毛細血管拡張　225
毛嚢漏斗部　59
モーラス　30, 60, 136
　──テープ　136
モナサール錠　104
門前薬局　220
モンテルカスト　106
　──ナトリウム　106

【や　行】

薬物による脱毛症　80
ヤグレーザー　185

ユートロンユニバーサルクリーム　118
ユートロン軟膏　118
ユーパスタ　89
　──コーワ軟膏　138
ユーメトン（軟膏・クリーム）　122
ユビデカノン　46
ユビテル錠　102
ユベE　110
ユベラ（顆粒・錠）　110
　──軟膏　128

ヨウコバール　110
陽進ビタE　110
ヨウテチン　110
ヨシノチン錠　98
Ⅳ型アレルギー　17

【ら　行】

ライセルテック錠　100
酪酸クロベタゾン　124
酪酸ヒドロコルチゾン　122
酪酸プロピオン酸ヒドロコルチゾン　120
酪酸プロピオン酸ベタメタゾン　118
ラクレチン（錠・ドライシロップ）　96
ラスブジン錠　98
ラッサパスタ　126
ラノコナゾール　134
ラミシール　71, 134
　──錠　114
ラミセンスカプセル　104
ランゲラーテ錠　100
リアップ　82
リザベン（カプセル・細粒・ドライシロップ）　38, 104
リザベン点眼液　136
リザモント（カプセル・ドライシロップ）　104
リザラスト（カプセル・細粒）　104
リチゲーン（カプセル・ドライシ

245

索 引

ロップ) 104
リドメックスコーワ (軟膏・クリーム・ローション) 122
リネステロン (錠・散) 108
リボスチン点眼液0.025% 136
リボスチン点鼻液 138
リポビックス錠 110
硫酸ゲンタマイシン 130
硫酸フラジオマイシン 130
リラナフタート 134
リンデロン 46
── (錠・散・シロップ) 108
リンデロンA軟膏 39
リンデロンDP (軟膏・クリーム・ゾル) 118
リンデロンV (軟膏・クリーム・ローション) 120
リンデロンVG (軟膏・クリーム・ローション) 122
リン酸オセルタミビル 112
リン酸ピリドキサール錠 110
リン酸ベタメタゾンナトリウム 124

ルーフル (軟膏・ゲル) 120
ルシトン (細粒・錠) 112
ルプラゾン (軟膏・クリーム) 126
ルミオスカプセル 104
ルリクールVG軟膏 122
ルリコナゾール 134
ルリコンクリーム 67, 134
ルリコン液 134

冷凍療法 81
レーザー治療 167, 183, 194
レーザーフェイシャル 184
レクリカシロップ 96
レスタミンコーワ錠 96
レスタミン軟膏 128
レダコート (軟膏・クリーム) 122
レダコート錠 108
レチコラン 110
レチノイ酸 181
レピリナスト 104
レミカットカプセル 102
レンサ球菌属 56

老人性色素斑 181
ロキソニン 45, 68

ロコイド (軟膏・クリーム) 37, 122
ロコルテン (製造中止、軟膏・クリーム・ローション) 122
ロティファミン 112
ロメット (錠・細粒) 104
ロラタジン 102

【わ 行】
ワイドコール軟膏 128
ワカデニン (錠・シロップ) 110

【欧 文】
Alopecia areata (AA) 79
Androgenetic Alopecia (AGA) 79
Atopic Dermatitis (AD) 17
ATP 46
d-マレイン酸クロルフェニラミン 96
── 配合剤 96
D・E・X眼軟膏 122
diphencypropenone (DPCP) 81
DJポビドンヨード液 128
dl-カンフル 128
dl-マレイン酸クロルフェニラミン 96
DMSO 66
EGF (Epithelial Growth Factor) 198
FAD (錠・シロップ) 110
FGF (Fibroblast Growth Factor) 198
herpes simplex virus (HSV) 41
Jヨード液 128
KOH液 66
MTX 52
P.acnes 59
PDGF (Platelet Deriver Growth Factor) 198
posthelpetic neuralgia (PHN) 44
PRP療法 197
PUVA療法 53
Ramsay-Hunt症候群 44, 46
S.aureus 62
S.pyogenes 62
squaric acid dibutylester (SADBE) 81
T細胞 17, 54
TGF-a (Tumor Necrosis Factor) 198

Trichophyton mentagrophytes (T.mentagrophytes) 64, 69
Trichophyton rubrum (T.rubrum) 64, 69
Urtica thunbergiana 73
Urticaria 73
UVB療法 53
VEGF (Vascular Endothelial Growth Factor) 198
vericella-zoster virus (VZV) 43, 47
YAGレーザー 185
I型アレルギー 17, 31
IV型アレルギー 17

皮膚のクスリがわかる本
美容皮膚・お肌トラブルのための最新療法学

2008年 4月30日　初版第1刷 ©

編著者　渡邉泰雄
著　者　奥田知規
　　　　林　明男
　　　　堀　祐輔
発行者　上條　宰
発行所　株式会社**地人書館**
　　　〒162-0835 東京都新宿区中町15
　　　電話 03-3235-4422　FAX 03-3235-8984
　　　URL http://www.chijinshokan.co.jp
　　　e-mail chijinshokan@nifty.com
　　　郵便振替口座　00160-6-1532
印刷所　モリモト印刷
製本所　イマヰ製本

Printed in Japan.
ISBN978-4-8052-0799-4 C3047

JCLS　〈㈱日本著作出版権管理システム委託出版物〉
本書の無断複写は著作権法上での例外を除き禁じられています。複写される場合は、その都度事前に㈱日本著作出版権管理システム（電話03-3817-5670、FAX03-3815-8199）の許諾を得てください。